中医历代名家学术研究丛书

主编 潘桂娟

Academic Research Series of Famous
Doctors of Traditional Chinese
Medicine through the Ages

"十三五"国家重点图书出版规划项目

王国为　徐世杰　编著

何梦瑶

U0334778

中国中医药出版社

· 北 京 ·

图书在版编目（CIP）数据

中医历代名家学术研究丛书.何梦瑶 / 潘桂娟主编；王国为，徐世杰编著.—北京：中国中医药出版社，2017.9
ISBN 978-7-5132-3722-2

Ⅰ.①中…　Ⅱ.①潘…　②王…　③徐…　Ⅲ.①中医临床—经验—中国—清代　Ⅳ.① R249.1

中国版本图书馆 CIP 数据核字（2016）第 260577 号

中国中医药出版社出版

北京市朝阳区北三环东路 28 号易亨大厦 16 层
邮政编码　100013
传真　010 64405750
河北新华第二印刷有限责任公司印刷
各地新华书店经销

开本 880×1230　1/32　印张 6　字数 154 千字
2017 年 9 月第 1 版　2017 年 9 月第 1 次印刷
书号　ISBN 978 – 7 – 5132 – 3722 – 2

定价　45.00 元
网址　www.cptcm.com

社 长 热 线　**010–64405720**
购 书 热 线　**010–89535836**
侵 权 打 假　**010–64405753**

微信服务号　**zgzyycbs**
微商城网址　**https://kdt.im/LIdUGr**
官 方 微 博　**http://e.weibo.com/cptcm**
天猫旗舰店网址　**https://zgzyycbs.tmall.com**

如有印装质量问题请与本社出版部联系（010 64405510）

项目来源及国家重点图书出版计划

2005 年度国家"973"计划课题"中医理论体系框架结构与内涵研究"（编号：2005CB532503）

2009 年度科技部基础性工作专项重点项目"中医药古籍与方志的文献整理"（编号：2009FY120300）子课题"古代医家学术思想与诊疗经验研究"

2013 年度国家"973"计划项目"中医理论体系框架结构研究"（编号：2013CB532000）

国家中医药管理局重点研究室"中医理论体系结构与内涵研究室"建设规划

"十三五"国家重点图书、音像、电子出版物出版规划（医药卫生）

中医理论肇始于《黄帝内经》《难经》，本草学探源于《神农本草经》，辨证论治及方剂学发轫于《伤寒杂病论》。在此基础上，历代医家结合自身的思考与实践，提出独具特色的真知灼见，不断革故鼎新，充实完善，使得中医药学具有系统的知识体系结构、丰富的原创理论内涵、显著的临床诊治疗效、深邃的中国哲学背景和特有的话语表达方式。历代医家本身就是"活"的学术载体，他们刻意研精，探微索隐，华叶递荣，日新其用。因此，中医药学发展的历史进程，始终呈现出一派继承不泥古、发扬不离宗的繁荣景象。

中国中医科学院中医基础理论研究所，自 2008 年起相继依托 2005 年度国家"973"计划课题"中医学理论体系框架结构与内涵研究"、2009 年度科技部基础性工作专项重点项目"中医药古籍与方志的文献整理"子课题"古代医家学术思想与诊疗经验研究"、2013 年度国家"973"计划项目"中医理论体系框架结构研究"，以及国家中医药管理局重点研究室"中医理论体系结构与内涵研究室"建设规划，联合北京中医药大学等 16 所高等院校及科研和医疗机构的专家、学者，选取历代具有代表性或学术特色突出的医家，系统地阐释与解析其代表性学术思想和诊疗经验，旨在发掘与传承、丰富与完善中医理论体系，为提升中医师理论水平和临床实践能力和水平提供参考和借鉴。本套丛书即是此系列研究阶段性成果总结而成。

综观历史，凡能称之为"大医"者，大都博览群书，学问淹博赅洽，集百家之言，成一家之长。因此，我们以每位医家独立成书，尽可能尊重原著，进行总结、提炼和阐发。此外，本丛书的另一个特点是，将医家特色学术观点与临床实践相印证，尽可能选择一些典型医案，用以说明理论的实践价值，便于临床施用。本丛书现已列入《"十三五"国家重点图书、音像、电子出版物出版规划》中的"医药卫生"重点图书出版计划，并将于"十三五"期间完成此项出版计划，拟收载历代102名中医名家，总字数约1600万。

丛书各分册作者，有中医基础学科和临床学科的资深专家、国家及行业重点学科带头人，也有中青年教师、科研人员和临床医师中的学术骨干，分别来自全国高等中医院校、科研机构和临床单位。从学科分布来看，涉及中医基础理论、中医各家学说、中医医史文献、中医经典及中医临床基础、中医临床各学科。全体作者以对中医药事业的拳拳之心，共同努力和无私奉献，历经数年成就了这份艰巨的工作，以实际行动切实履行了传承、运用、发展中医药学术的重大使命。

在完成上述科研项目及丛书撰写、统稿与审订的过程中，研究团队暨编委会和审订委员会全体成员，精益求精之心始终如一。在上述科研项目负责人、丛书总主编、中国中医科学院中医基础理论研究所潘桂娟研究员主持下，由常务副主编张宇鹏研究员、陈曦副研究员及各分题负责人——翟双庆教授、刘桂荣教授、郑洪新教授、邢玉瑞教授、钱会南教授、马淑然教授、文颖娟教授、陆翔教授、杨卫彬研究员、崔为教授、柳亚平副教授、江泳副教授、王静波博士等，以及医史文献专家张效霞副教授，分别承担或参与了团队的组织和协调，课题任务书和丛书编写体例的起草、修订和具体组织实施，各单位课题研究任务的落实和分册文稿编写和审订等工作。编委会还多次组织工作会议和继续教育项目培训，组织审订委员会专家复审和修订；最终由总主编逐册复审、修订、统稿并组织作者再次修订各分册文稿。自2015年6月开始，编委会将丛书各分册文稿陆续提交中国中医药出版社，拟于2019年12月之前按计划完成本套丛书的出版。

2016年3月，国家中医药管理局颁布了《关于加强中医理论传承创新的若干意见》，指出"加强对传承脉络清晰、理论特色鲜明的古代医家的学术思想研究，深入研究中医对生命、健康与疾病认知理论，系统总结中医养生保健、防病治病理论精华，提升中医理论指导临床实践和产品研发的能力，切实传承中医生命观、健康观、疾病观和预防治疗观"。上述项目研究及丛书的编写，是研究团队对国家层面"加强中医理论传承与创新"号召的积极响应，体现了当代中医学人敢于担当的勇气和矢志不渝的追求！通过此项全国协作的系统工程，凝聚了中医医史、文献、理论、临床研究的专门人才，培育了一支专业化的学术队伍。

在此衷心感谢中国中医科学院及其所属中医基础理论

研究所、中医药信息研究所、研究生院，以及北京中医药大学、陕西中医药大学、山东中医药大学、云南中医学院、安徽中医药大学、辽宁中医药大学、浙江中医药大学、成都中医药大学、湖南中医药大学、长春中医药大学、黑龙江中医药大学、南京中医药大学、河北中医学院、贵阳中医药大学、中日友好医院等16家科研、教学、医疗单位，对此项工作的大力支持！衷心感谢中国中医药出版社有关领导及华中健编审、伊丽萦博士及全体编校人员对丛书编写及出版的大力支持！

本丛书即将付梓之际，百余名作者感慨万千！希望广大读者透过本丛书，能够概要纵览中医药学术发展之历史脉络，撷取中医理论之精华，传承千载临床之经验，为中医药学术的振兴和人类卫生保健事业做出应有的贡献！

由于种种原因，书中难免有疏漏之处，敬请读者不吝批评指正，以促进本丛书不断修订和完善，共同推进中医药学术的继承与发扬！

《中医历代名家学术研究丛书》编委会

2016 年 9 月

凡例

一、本套丛书选取的医家，均为历代具有代表性或特色学术思想与临床经验的名家，包括汉代至晋唐医家6名、宋金元医家18名、明代医家25名、清代医家46名、民国医家7名，总计102名。每位医家独立成册，旨在对医家学术思想与诊疗经验等内容进行较为详尽的总结阐发，并进行精要论述。

二、丛书的编写，本着历史、文献、理论研究有机结合的原则，全面解读、系统梳理和深入研究医家原著，适当参考古今有关该医家的各类文献资料，对医家学术思想和诊疗经验，加以发掘、梳理、提炼、升华、概括，将其中具有理论意义、实践价值的独特内容阐发出来。

三、丛书在总体框架上，要求结构合理、层次清晰；在内容阐述上，要求概念正确、表述规范，持论公允、论证充分，观点明确、言之有据；在分册体量上，鉴于每个医家的具体情况不同，总体要求控制在10万～20万字。

四、丛书每一分册的正文结构，分为"生平概述""著作简介""学术思想""临证经验"与"后世影响"五个独立的内容范畴。各分册将拟论述的内容按照逻辑与次序，分门别类地纳入以上五个内容范畴之中。

五、"生平概述"部分，主要包括医家姓名字号、生卒年代、籍贯等基本信息，时代背景、从医经历以及相关问题的考辨等。

六、"著作简介"部分，逐一介绍医家的著作名称（包括现存、已经亡佚又经后人辑复的著作）、卷数、成书年代、主要内容、学术价值等。

七、"学术思想"部分，分为"学术渊源"与"学术特色"两部分进行论述。前者重在阐述医家之家传、师承、私淑（中医经典或前代医家思想对其影响）关系，重点发掘医家学术思想的历史传承与学术渊源；后者主要从独特的学术见解、学术成就、学术特点等方面，总结医家的主要学术思想特色。

八、"临证经验"部分，重点考察和论述医家学术著作中的医案、医论、医话，并有选择地收集历代杂文笔记、地方志等材料，从中提炼整理医家临床诊疗的思路与特色，发掘、总结其独到的诊治方法。此外，还根据医家不同情况，以适当方式选录部分反映医家学术思想与临证特色的医案。

九、"后世影响"部分，主要包括"学术影响与历代评价""学派传承（学术传承）""后世发挥"和"国外流传"等内容。其中，对医家的总体评价，重视和体现学术界共识和主流观点，在此基础上，有理有据地阐明新见解。

十、附以"参考文献"，标示引用著作名称及版本。同时，分册编写过程中涉及的期刊与学位论文，以及未经引用但能体现一定研究水准的期刊与学位论文也一并列出，以充分体现对该医家研究的整体状况。

十一、附以丛书全部医家名录，依照年代时间先后排列，以便查检。

十二、丛书正文标点符号使用，依据《中华人民共和国国家标准标点符号用法》（GB/T 15834-2011）。医家原书中出现的俗字、异体字等一律改为简化正体字，个别不能对应简化字的繁体字酌予保留。

《中医历代名家学术研究丛书》编委会

2016 年 9 月

内容提要

何梦瑶，字赞调、报之，号西池、砚农（研农），生于清康熙三十二年（1693），卒于清乾隆二十九年（1764）；广东南海（现广东省佛山市南海区）人，清代著名医家。其著述甚丰，《医碥》为其医学代表著作。何梦瑶一生亦儒亦医，除医学外，在易、史、文、数、音律等方面皆有造诣。在医学上，何梦瑶善于继承，注重实证。如其敢于针砭当时部分岭南医家滥用温补的时弊、注重对脏腑相关理论的阐发、全文注解《伤寒论》、初步构建岭南温病学框架、善于论治岭南常见病证等。何氏曾亲编四诊讲义，教授岭南医生，编写医学歌诀等，为医学教育事业做出了积极贡献。本书内容包括何梦瑶的生平概述、著作简介、学术思想、临证经验、后世影响等。

何梦瑶，字赞调、报之，号西池、砚农（研农），生于清康熙三十二年（1693），卒于清乾隆二十九年（1764）；广东南海（现广东省佛山市南海区）人，清代著名医家。何梦瑶著述甚丰，《医碥》为其医学代表著作。何梦瑶一生亦儒亦医，除医学外，对经学、史学、文学、算术、音律等皆有涉猎，并有撰著传世，实为中医界之博学家。其一生求学、教书、入仕、行医，足迹遍及大江南北，又为清代名儒惠士奇誉为"南海明珠"，被列为"惠门四子"之一，亦可谓中医界之翘楚；其为官则品格清廉，刚正不阿，勤政为民，在学识、见识和胆识上皆有过人之处。

何梦瑶自幼体弱多病，故尝自学中医，38岁考中进士，后前往广西，历任义宁、阳朔、岑溪、思恩等县知县，治狱明慎，革除宿弊，被当地百姓称为"神君"。在思恩县任职期间疬疫流行，曾广施方药，饮者辄起，时任两广总督策楞将其方药公布于各个县邑，存活甚众。何梦瑶还亲力亲为，自编四诊教材，教授邑医，为当地医学事业做出重要贡献。53岁时，何梦瑶升任奉天辽阳州牧，任职期间，曾于公堂上治疗辽阳平民王洪的狂病，时已著有《医碥》《三科辑要》《伤寒论近言》等医书手稿9种，有"最负时名何刺史"之称。58岁时辞官归里，悬壶济世，特别是用寒凉攻下法为赵林临妻治重病奏效，表达了其反对滥用温补的学术观点。随后又出任广州粤秀书院、肇庆端溪书院、广州越华书院山长等职，期间刊行多部医学著作，表达其学术主张。

现代以来有关何梦瑶的学术研讨论文，经笔者在中国知网（CNKI）、维普、万方、中国中医药等数据库上检索，结合手工查阅检索，自新中国成立至 2014 年 12 月，共有相关期刊论文 50 余篇，会议论文 10 篇，学位论文 4 篇。在研究著作方面，1980 年，邓铁涛和徐复霖为上海科学技术出版社点校的《医碥》作序，论及何氏学术特点；1993 年邓铁涛又与刘纪莎校注《医碥》，在人民卫生出版社刊行，再次阐发何氏的学术特点。进入 21 世纪，沈英森的著作《岭南中医》详述岭南医学之源流，其书中载有张荣华编写的何梦瑶生平和学术研究，对何梦瑶给予积极评价；2010 年出版的《岭南中医药名家（一）》《岭南医学史（上）》均载有刘小斌等撰写的何梦瑶学术研究论文，2012 年出版的《岭南医药启示录》（2009～2011 年曾在《现代医院》杂志连载）载有靳士英等研究何梦瑶学术的论文。暨南大学历史学博士荀铁军在其博士论文的基础上整理修订，于 2013 年在台湾出版中文繁体版专著《何夢瑤研究》，扩大了何梦瑶的综合学术影响力；2014 年 6 月，荀铁军又在此基础上系统修订出版了中文简体版专著《何梦瑶评传》，从社会文化史角度对何氏的生平学术进行研究考证，有助于拓展医学界研究者之视野。

从研讨的范围来看，对何梦瑶的医学研究主要集中于其著作《医碥》，对其他著作关注较少，与相关医家、学者著作的比较分析也较少；在研究内容上，对其著作渊源的梳理不够全面，也导致何梦瑶独有的学术思想不太清晰，其学术思想的成因，其对张景岳学术的认识等方面，亦有待更加深入探讨。

2010 年以来，广东科学技术出版社先后整理善本，影印何梦瑶的医学著作《医碥》《伤寒论近言》《三科辑要》《乐只堂人子须知韵语》等；2011 年，国家图书馆出版社影印何梦瑶《庄子故》；2014 年，广西大学出版社又影印何梦瑶的《皇极经世易知》《赓和录》等非医学著作。这些文献、资料的发现和刊行，都给本次整理研究提供了丰富的参考材料。

通过研读何梦瑶的医学原著及相关文献资料，笔者发现研究何梦瑶的医学著作具有重要的学术意义。首先，从何梦瑶本身来说，是一位颇具特色的医学名家。通过整理、研究，明晰其治学经历、学术渊源及学术影响，阐发其在中医理论方面的建树和临床诊治特点等，可为当今的相关研究与临床实践提供参考；其次，可了解清代岭南地区中医学术的发展及医家间的学术交流，了解该时期张景岳学说的影响及何梦瑶"纠偏"所引起的学术争鸣，乃至对岭南医学及整个中医学术界的影响；第三，通过研究何梦瑶这样一位承前启后的关键医家，十分有助于把握岭南医学的源流，了解岭南医学的特点和贡献。

在研究思路和方法上，笔者首先查阅了新中国成立以来关于何梦瑶的主要医学文献资料，把握研究现状，发现既往研究的不足；其次，研读何梦瑶的医学著作，理解、体悟和归纳总结其学术特色；第三，对何梦瑶的著作与《证治准绳》《景岳全书》《医宗金鉴》《嵩厓尊生》《温疫论》《圣济总录》等医籍进行比较分析，梳理其在学术上的关联，挖掘其学术上的岭南特色；对其非医著作中的医学观点也进行初步整理，并展现新观点和新视角。查阅何梦瑶同时代及之后的医家著作，梳理其学术传承和影响；第四，泛读岭南医学、文化及地方志等，把握岭南概况，理解何梦瑶学术思想形成的时代背景；第五，笔者还通过岭南实地调研、走访咨询刘小斌、郑洪、王伟彪、荀铁军等专家学者，并结合临证体悟等，完善了研究方案。本书在前人研究的基础上，力求更客观、系统、全面和深入地论述何梦瑶的生平与医学成就，相信对相关研究有所助益。

本次整理研究，依据的何梦瑶医学著作版本为：2009年中国中医药出版社的吴昌国校注本《医碥》，2012年广东科技出版社影印乐只堂刻本《伤寒论近言》、影印拾芥园刻本《三科辑要》，2011年广东科技出版社影印百爽轩刻本《乐只堂人子须知》及1918年广东两广图书局铅印本《医方全书》，并参考2012年广东科技出版社影印同文堂刻本《医碥》、1982年上海科学技术出版社出版的《医碥》和1994年人民卫生出版社出版的邓铁涛、刘纪莎点校本《医碥》等。

在此，对参考文献的作者以及支持本项研究的各位同仁，表示衷心的感谢！

中国中医科学院中医基础理论研究所　王国为

2015 年 6 月

目录

何梦瑶

生平概述

一、时代背景 🦢

  岭南，作为一个地域性的概念，亦称为岭表、岭外等，指中国南部大庾岭、骑田岭、越城岭、萌渚岭、都庞岭（一说揭阳岭）等五岭以南的地区。其最宽地域，曾包括广东、海南、港澳、广西大部及越南的红河三角洲以北地区等。目前，主要以广东省为核心地区，也有学者认为当代岭南的概念特指广东省。何梦瑶出生于广东南海，地属珠江三角洲区域，除在辽阳为官的三年外，其生平经历基本都在岭南地区，故本篇对时代背景之描述也主要集中在岭南，特别以广东为主。

  由于岭南地处我国南疆边陲，南临汪洋，北隔五岭，与中原地区隔着崇山峻岭，茂密森林，加之"毒兽横行，瘴疟频发"，使得岭南地区在古代很长一段时间里，都处于与中原隔绝的封闭状态，被中原人称为瘴疠之乡、南蛮之地。这严重阻碍了岭南社会经济文化的发展。与此相应，在明清以前，岭南医学的发展也相对滞后。但明清以后，特别是清朝以后，岭南医学得到了快速发展。吴粤昌的《岭南医徵略》，共为500余名岭南医家作传，其中清代医家有347人之多。而据沈英森等调查，历代广东中医药文献约408部，其中明代24部，清代230部；历代岭南医家约953人，其中明代44人，占4%；清代429人，占46%。刘小斌等主编的《岭南医学史》认为，明清时期为"广东中医之崛起期"，特别是清代岭南医学发展十分迅速。而何梦瑶正是生活在清代康乾盛世中，其学术思想之形成无疑凝刻着时代的烙印。

（一）明清岭南社会的变迁

  明朝初建，大兴农业水利，减轻赋税，鼓励工商，国力十分强盛。洪武二年（1369），改广东道为广东等处行中书省（简称广东省），使广东成为明朝十三行省之一，行政上曾实行三司分治（布政使司、提刑按察使司和都指挥使司分管民政、司法和军政），设两广总督等，对广东的发展起到积极作用。但明代后期，宦官当权，政治黑暗，加之天灾频发，民不聊生，各地农民起义蜂起。1644年，李自成率起义军攻破北京城，明朝灭亡，明朝宗室南迁，史称南明。随后清朝趁乱入关，先后击败李自成起义军和南明政权，1662年明永历帝朱由榔被杀，南明覆亡。

各地战火的纷扰使大量难民南迁，其中不少人移民岭南，形成岭南历史上的第四次移民高潮。移民中一部分是自发逃亡的中原人，也有一部分是明朝遗臣残军拥戴的明朝宗室后裔及贵族，在广东组织流亡政权。这次移民使得中原文化与岭南文化交融更加密切，岭南人口也迅速增长。据《明史·地理志》记载，广东，"户五十三万七百一十二，口五百零四万六百五十"；《清史稿·地理志》记载，广东，"户五百零四万一千七百八十，口二千八百零一万五千零六十四"。但这次移民及17年的抗清斗争，也使得岭南遭受了历史上最残酷的战祸，毁灭了自明代发展起来的繁荣富庶和安定的生活。

清朝仍设置广东省，因反清复明义军势力尚存，加之岭南为海疆重地，海洋贸易和国际交流已对全国社会政治经济文化产生了越来越重要的影响，所以，清朝进一步通过中央集权制加强对岭南地区的控制，在行政上设两广总督、巡抚、布政使、按察使、学政等官员。其中，两广总督管辖广东、广西两省，由朝廷委派任命，其中著名者，如清代大儒阮元、民族英雄林则徐、清末重臣李鸿章等。广东巡抚则专管广东一省，布政使、按察使均为总督、巡抚的辅助官员，分别负责管理民政财政和司法。学政为官学负责人，主管全省教育及科举考试，亦由朝廷委派著名学者担任，其中就包括何梦瑶的恩师惠士奇。这些重要官员、学者的加入，使岭南的政治局势逐渐稳定，社会经济文化也得到了迅速恢复和发展。

（二）经济贸易的繁荣

明代以来，广东经济贸易较之前朝发展迅速。一方面，注重农田水利建设，围垦造田开荒，农业生产规模不断扩大；另一方面，市场贸易尤其是通海对外贸易迅速发展。而何梦瑶生长的珠江三角洲地区在这两方面都具有突出的代表性，这对他学术思想和视野皆有积极影响。

早在宋元时期，珠江两岸修筑的河堤就使得南海、番禺、顺德、香山北部、新会东部沉淀大量泥沙，并浮生形成沙坦。当地百姓将这些浮生的沙坦围筑成田，统称为"沙田"。明代加大了人工围筑的力度，加速了沙田的形成，到明末逐渐形成了珠江三角洲的面貌。沙田可稻可菱可盐可渔，而且免税或减税，因而吸引了大量移民，至清初已成相当规模。当地百姓因地制宜，一方面筑堤防海潮盐碱，另一方面，将低洼地挖浚造塘养鱼，在塘基上种树，形成了桑基鱼塘、果基鱼塘、蔗基鱼塘等多层次经济作物生产基地。加之交通便利，很快成为华南地区粮食、棉花、水果等商品的生产地和市场中心。手工业尤其是造船业、陶瓷业、冶铁业、纺织业、制糖业等也获得了长足发展。

在贸易方面，明清时期广东社会已孕育着资本主义萌芽，作为临海之地，其海洋贸易逐渐繁荣，丝绸、瓷器、茶叶等商品通过珠江水运入海，由广州源源不断地出口国外，国外各种商品也经过广州输送到全国各地，逐渐形成了以"行商"为主导的对外贸易新格局——"广州体系"。清初政府实行海禁，至康熙二十三年（1684）方下令开海贸易。雍乾时期，全国"四口通商"，粤海关贸易总值、关税收入占全国总数的六成之多；乾隆二十二年（1757），实行广州"一口通商"后，粤海关贸易总值和关税收入大幅度增加，超过原四海关的总和，粤海关独揽中国外贸特权，一直到鸦片战争为止。如此长期巨额的对外贸易活动，让广东省特别是珠江三角洲地区的经济出现空前繁荣的局面，珠江三角洲日益成为与江南并立的全国性核心经贸区，也带动了社会文化教育事业的发展。

（三）文化教育的兴盛

社会文化教育的兴盛，首先表现在宗族制度方面。清代岭南地区，特别是何梦瑶的故乡珠江三角洲一带的宗族制度，随着社会政治经济的发展而逐渐完善。立祀田、修族谱、建宗祠等，蔚然成风。而以礼制为纽带的宗族集团的兴盛，促成了当地风俗文化的发展及人文的勃兴。如清初屈大均《广东新语》云："其大小宗祖祢皆有祠，代为堂构，以壮丽相高。每千人之族，祠数十所；小姓单家，族人不满百者，亦有祠数所。"民国《佛山忠义乡志》记载："明初编立图甲，先到诸族得占籍为地著……自是远近相宅兹土，闬闳相望，氏族之繁，不可胜纪""粤地多以族望自豪，新徙者第不安其处，乡独无此浇习，名家巨族与畸零之户、骤迁之客，和好无猜，故氏族至繁而门地自别。"

其次，是清代岭南书院教育的兴起。岭南书院在明代开始兴盛。据考，明代广东的书院教育已跃居全国前列，在明代理学中占有重要地位的陈献章、湛若水都是岭南人，并长期在岭南办学讲学，而这也直接促进了理学思想在岭南地区的传播，形成了著名的陈湛学派，又称江门学派或广宗。明末清初的战争曾使岭南的书院受到严重破坏，但从顺治七年（1650）清兵定粤起，岭南书院再次快速发展。仅康熙、雍正两朝74年，岭南新办的书院就有101所；乾隆年间，珠江流域的书院数量已居全国之首。其中有官办、官员捐办、民办等多元办学模式，地方大族为培养族人参加科考，也建立以族为单位的私学教育等，何梦瑶的早期启蒙教育就是在其宗族内完成。

第三，西学东渐之风兴起。明末清初，随着海外通航，西方国家的科技文化等也不断传入。他们以传教士、商人、官员、书籍等为媒介，以通商口岸为窗口，将西方的宗教、医学、文史哲和数理化等传入中国，与中国传统文化产生碰撞，也促使中国传统文化不断变革和发展。而开放的岭南地区可谓得时代风气之先，广州作为重要的通商口岸，更是直接受到影响，这里的知识分子也更早意识到西方文化的独特。辛昌五为《医碥》作序言："（何梦瑶）尝与予极论西历、平孤、三角、八线等法，及填词度曲之理，片言印合，欣然起舞，初不知人世有穷愁事。"何梦瑶诗集《菊芳园诗钞》卷一的"煤尾集"有《杂事十一首》，其言："日径十地周，仰观如铜盘。日中若有人，视地如弹丸。此丸偶中处，岂得尊配天。"又云："地形如悬毬，天枢如转轴。循环无端倪，团圝（luán）相攒簇。气周物亦偏，附地亿万族。上下无定名，众辐辏一毂。"可见当时何梦瑶已对西方科学文化有所涉猎，这对其医学思想也有所影响。

第四，书籍刊印的兴盛。清以前，我国的刻书中心主要在京津、江浙、皖闽一带。清代以来，广东的刻书业亦逐渐兴盛，成为全国刻书中心之一，医书的刊行也随之增多。据卢银兰考证，清代广东刻印医书共 483 种 2025 卷，其中乾隆年间刻印的医书有 10 种 85 卷，何梦瑶的著作就占 5 种 34 卷，分别是：《乐只堂医书汇函》3 种 20 卷（含《医碥》7 卷、《伤寒论近言》7 卷、《三科辑要》6 卷）、单行本《医碥》7 卷、《伤寒论近言》7 卷。其中的《乐只堂医书汇函》，是目前已知清代广东医家刻印的第一部医学丛书。从中亦可以反映出当时何梦瑶的著作比较盛行，而何梦瑶的许多非医学著作也在这个时期刊行。

（四）医学流派的争鸣

明清时期也是我国医学学术流派激烈争鸣的时代。一方面，金元四大家的学说广泛流传，作为易水学派传承衍变而来的温补学派在明代逐渐兴起，出现了薛己、赵献可、张景岳等著名医家，与河间寒凉派、丹溪滋阴派产生激烈的学术争鸣。特别是《景岳全书》作为目前已知的清代岭南地区刊刻最早的医籍，其连续三次刊行，促使张景岳的学说在岭南地区广泛流行，许多医家喜用温补，与崇尚刘河间、朱丹溪者产生争鸣。

另一方面，明清时期也是伤寒学派和温病学派争鸣的时代。全国范围疫病的流行，促进了伤寒学派不断发展和分化，也使温病学派应运而生，迅速壮大，二者互相交融和碰撞。明清时期的伤寒学派主要可分为三派：以方有执、喻昌、张璐和吴谦等为代表的错简重订派，以张遂辰、张志聪、张锡驹和陈修园等为代表的维护旧论派，以及以柯琴、徐大椿、尤怡、陈修园等为代表的辨证论治派。其中，辨证论治派又可分为以方类证派、以法类证派和分经审证派等。温病学派则大致可分为以吴又可、戴天章、杨栗山等人为代表的温疫学派和以叶天士、薛雪、吴鞠通、王孟英等人组成的温热学派，他们互相争鸣又互相推动，创造了明清时期伤寒、温病学术的大发展格局。而这些争鸣无疑对何梦瑶学术思想的形成产生了重要影响，也使他博采众长后，逐渐形成了自己的学术观点和学术立场。

二、生平纪略

西樵山上水潺潺，西樵山下水湾湾，侬家住在西樵下，日日湾头照玉颜。

——《菊芳园诗钞·江浦竹枝词》

（一）西樵少年，求学佛山

何梦瑶出生于广东广州府南海县云津堡大沙村（现广东省佛山市南海区西樵镇崇北村），其祖父名亘明，父亲名体严。光绪《广州府志·卷五八·选举表二十七》载："何亘明以孙梦瑶黜赠文林郎，何体严以子梦瑶赠文林郎。"可知其祖、其父皆因其而获赠官衔。在清代的封赠制度中，统治者常赐予官员父母、祖父母及其妻室子孙一定官爵名号，存者受封，死者受赠。其中正七品文官的亲属有资格授文林郎、宣议郎；从五品的可授奉训大夫、奉直大夫等。何梦瑶雍正十一年（1733）起担任知县（正七品），至乾隆十年（1745）方升任奉天辽阳知州（从五品），依此可知其祖、其父很可能是在乾隆十年前去世并受封赠的。其母姓氏不详，何氏《菊芳园诗钞·卷七·悬车集》中的诗作《庚午腊月罗履先寄示新刻并索和桐花诗次韵》中云："忆昔我母年九十，高堂朝旭明金萱。诏赐玉帛贺客满，诗歌樛木辞不繁……我母去我二十载，蕉窗雨泣空晨昏。羡君板舆绕桐树，儿戏时得邀喝嗔。"诗中的"高堂""金萱"多指代父母，"板舆"为古代老人用的代步工具，常指代官吏在任迎养父母，故此诗所写当为其母亲；"诏赐玉帛"是古代朝廷为对贞妇旌表贞节而为，所以可能其时何梦瑶之父已去世。此诗作于乾隆十五年庚午（1750），据"我母去我二十载"之句，推测其母在雍正八年（1730）左右去世，然当时何梦瑶正三十岁左右，且有胞弟宣调，其母不太可能已九十高龄，应是记载有误。何梦瑶之妻姓氏未详，《医碥·辛序》云："因念西池少时，妻子仆婢财十数人，有田数十亩，足供粥。"可知其少时家境尚殷实。

何梦瑶从小对医学就有浓厚兴趣。《医碥·自序》云："瑶少多病失学，于圣贤大道无所得，雅不欲为浮靡之辞，以贻虚车诮。因念道之大者以治心，其次以治身。庄子曰：哀莫大于心死，而身死次之。医，所以治身也，身死则心无所寄，固小道中之大者。爰取少日所诵岐黄家言，芟其繁芜，疏其湮郁，参以己见，渺为一书。"说明何氏少时因多病而喜医，自学成才。其《医碥》一书多参照《证治准绳》而写，所以其"少日所诵岐黄家言"中应有《证治准绳》。其又曾云："仁为万善之本，孝乃为人之基，未能致身廊庙，尽其胞与之仁以显亲，其他技能，惟医述一端，行之可以济人，言之可以寿世，差合求仁之旨。"可知其始终怀有"不为良相，则为良医"之志。关于他少时所患之病，在《庄子故·自序》中有部分记载："年十七，疽发于尻，痛不可忍，读冥邱观化之章，若沸汤沃水，几不知柳之在体，痼者益癖。"

　　道光《南海县志》记载，何梦瑶"颖悟绝伦，十岁能文，十三工诗"，作为南迁后何氏宗族的第十六世孙，其启蒙教育主要在何氏宗族内完成。据宣统《大沙深巷何氏族谱》记载，何氏曾从其族兄何玉枚学习，何玉枚字卜俞，为康熙四十七年恩贡生。又据其诗作《哭侄孙开将》注语："开将父翰先先生，自号横塘主人，蓄一印文曰'钟子期菩萨'，予常师之。"（《菊芳园诗钞·卷二·鸿雪集》）可知何氏也曾受业于族侄何翰先。

　　十三岁时，何梦瑶曾到佛山跟随麦易园学习，在学问上特别是诗学方面获得很大进步。麦易园，名在田，字耀三，香山人，为岭南名儒胡方之婿，而胡方（金竹）是何梦瑶最为钦佩的学者之一，曾赞曰："金竹胡先辈，程朱后一人。"（《菊芳园诗钞·卷六·鹤野集》）在晚年也曾为胡方的诗著《梅花四体诗》作笺。

　　麦易园于康熙五十九年中举后即无意仕途，以讲学授徒为业。其教学严厉，何梦瑶曾在诗中记载："师麦易园馆课甚严，不得弈棋、饮酒。"（《何梦瑶·菊芳园诗钞·卷三·学制集》）麦易园高尚的品格、严谨的态度和渊博的学识都对何梦瑶产生了重要影响。麦易园去世时，何梦瑶正供职辽阳，他悲痛地写下《哭麦易园师》五首，以示对麦师的敬仰和缅怀之情。

　　尽管少时的何梦瑶天资过人，亦十分努力，可惜命运不济，"应童子试屡考屡落"，在这种情况下，他也曾当过很长一段时间的塾师，据罗天尺《秋日送何赞调十弟试用桂林》中记载何梦瑶在考中进士前曾"廿年讲学西樵洞"，而在这段时间其对医学知识的钻研也是持久而精深的，正如《医碥·辛序》所言："予友何君西池，年三十八始成进士，其成晚，故得博通诸艺。能医，尤其笃嗜而专精者也。"康熙五十八年（1719），27岁的何梦瑶曾到巡抚署当差，但因工作颇不合意，只做了3个月，就写下《紫棉楼乐府》寄意，拂袖而去了。

（二）南海明珠，光显惠门

康熙五十九年（1720）冬，著名学者惠士奇担任广东学政，也成了何梦瑶人生中最为重要的导师。

惠士奇（1671—1741），字天牧，号半农，世人尊称红豆先生，江苏吴县人。其父惠周惕，其子惠栋，三人皆为经学家，史称"三惠"。惠士奇为康熙四十八年己丑科（1709）进士，选翰林院庶吉士，官编修、侍读学士。其知识渊博，涉猎百家，于经史之学造诣尤深，著有《易说》《礼说》《春秋说》《半农先生集》，还著有《琴笛理数考》《交食举隅》等，对乐律、象数深入研究，何梦瑶治学广泛，在易学、诗文、乐律、数学等方面皆有成就，显然是深受惠士奇的影响。

惠士奇廉洁公正，担任学政期间，整饬学风，力倡经学，曾"颁条教以通经为先，士子能背诵五经，背写三礼、左传者，诸生食廪饩，童子青其衿。"正如罗天尺《瘿晕山房诗删·惠士奇序》所云："时余方以经学训诸生，令习三礼、三传，能通者诸生食廪饩，能习者童子青其衿。始而骇然，既而帖然，久而怡然以悦。"广东学风为之一变。

康熙六十年（1721），惠士奇在广州九曜坊学政衙署以"竹枝词"为题检考诸生。何梦瑶应考，作《珠江竹枝词六首》，其中有云："看月谁人得月多，湾船齐唱浪花歌。花田一片光如雪，照见卖花人过河。"为惠士奇所赞赏。检考后，何梦瑶与罗天尺、苏珥、陈海六等皆被点为生员（即秀才），正式拜入惠门。这四人后又被称为"惠门四子（俊）"，惠士奇对这批生员赞叹有加，喻为"南海明珠"，其言："余昔视学广东，岁在辛丑。试广州，得罗生天尺、何生梦瑶、苏生珥、陈生海六等数十人，皆南海明珠也。"

康熙六十一年（1722）岁考，何梦瑶被评为优秀，食廪饩，并随惠士奇批阅惠州试卷；雍正元年（1723），正逢朝廷拔贡（各省学政选拔本省优秀生员报送中央参加朝考，合格的可入京师国子监读书，称为拔贡），但惠士奇未选何梦瑶，同僚问其故，惠士奇言："何生必先鸣，不用此也。"次年，惠士奇因其高洁的品格、出色的政绩，得以连任广东学政，于岁考时认为何梦瑶"文行并优，吾所素悉"，特予免试的优待。由此可知惠士奇对何梦瑶的赞赏和爱护。

何梦瑶在惠门生活时，与师友交流切磋，学识日益增长。其与罗天尺、苏珥、陈海六、陈世和、劳孝舆、吴世忠、吴秋等人交往最为密切，又被后人誉为"惠门八子"。期间曾共同在广州创建南香诗社，名盛一时。而惠士奇也成了何梦瑶的人生和学术上的楷模，其高尚廉洁的品格、经世济民的思想、严谨求实的学风和博通百家的学识对何梦瑶产生了重要影响。

（三）神君时名，宦游粤辽

雍正七年（1729）又逢拔贡，37岁的何梦瑶发挥其医学特长而一举夺魁，并于当年中举，《医碥·赵序》记载："己酉选拔策询水利，西池以医喻，娓娓且千言，学士顾公亟赏之，拔置第一。"次年会试又联捷，考中进士，分发广西，开始了他的官宦生涯。为官期间，何梦瑶对医学的研习和应用亦不停滞，基本是一种"挟医为政"的状态。因其文名甚隆，先被委派协助纂修《广西省志》，随后历任广西义宁、阳朔、岑溪、思恩县令十余年。《清史列传·卷七十一·文苑传二》记载其"出宰粤西，治狱明慎，宿弊革除，民称'神君'。大吏将以博学鸿词荐，辞不赴"。其署任义宁知县时，刚正不阿，曾援引新定例对一伤民夺牛者论戍，巡抚驳改，何梦瑶不从，据理力争，虽最后刑部认为何梦瑶为是，但这件事也得罪了巡抚，也使其升迁受阻。在岑溪任上，何梦瑶施政除弊，卝化民风，深受当地百姓爱戴，并纂修《岑溪县志》四卷。之后又任思恩知县长达六年，期间疠疫流行，何氏广施方药，饮者辄起，时任两广总督策楞将其方药公布于各县邑，存活甚众，这也为何氏积累了大量临证经验。另一方面，何氏亲力亲为，自编四诊讲义，教授邑医，为当地医学发展做出了积极贡献。

乾隆三年（1738），何梦瑶曾为南海名医郭元峰的《脉如》作序，认为郭元峰"能医，尊刘、朱，与余议合"。有学者认为，何梦瑶曾短暂担任东兰州知事，然后才出任辽阳州牧，何梦瑶《菊芳园诗钞》里有诗作《自思恩赴东兰初宿蒙山堡》和《东兰道上》，但史志记载不详。

乾隆十年（1745），何梦瑶升任奉天辽阳州牧，塞北的寒雪并没有吓退这位岭南人。其在任期间，常为民众诊疾，《医碥·赵序》记载："辽阳民王洪，病风（疯）年余，狂易多力，投入秫火中，焦烂无完肤，敷以药，数日愈。于是西池坐厅事，呼伍伯缚王洪庭柱间，且詈且骂，州人聚观如堵。西池先威以刑令怖，旋于汤液，两人持耳灌之，有顷，暴吐下，其病遽失，人咸惊为神。"由此可见一斑。此外，何梦瑶还笔耕不辍，撰写大量医学著作，据其在辽诗作《菊芳园诗钞·卷六·鹤野集·襄平杂咏用老杜秦州诗韵》其三云："襄平老刺史，著述拟长沙。药录垂千卷，州图领万家。"何氏自注"时方著医书九种"，可知其时医著手稿已甚丰，据《医碥·凡例》记载，包括《医碥》《伤寒论近言》《妇科辑要》《幼科辑要》《痘疹辑要》《本草韵语》《针灸吹云集》等。

由于何梦瑶吏治明敏，博学多才，又为民众治病，得到了辽阳当地百姓的爱戴，有"最负时名何刺史"的美誉。但此时经历胞弟宣调、恩师麦易园等亲友离世又年老贫病交加的何梦瑶已对官宦生活越来越厌倦，于是1748年冬奏请告老还乡，1749年获准解任回籍，结束了他近二十年的宦游生涯。

（四）悬壶传道，退居故土

近二十年的宦游经历给何梦瑶带来的不是家财万贯，而是不名一文。退居故里后，何梦瑶以医为业，悬壶济世。《医碥·辛序》云：何梦瑶"一行作吏，田园荒芜，而食指且半千，于是引疾里居，悬壶自给（给），曩时豪兴索然矣。予尝过其家，老屋数椽，仅蔽风雨，琴囊药里，外无长物。予谓西池，同年中惟君与孔兼容能医，又皆工诗，而其穷亦相若。兼容自宜春解组归，为小儿医，日获百钱，即弹琴歌商，浩浩自得岂医与诗皆能穷人耶？抑廉吏固不可为耶？今兼容补官有日矣，西池尚高卧不起，窥其意，似欲以医终老者。"道光《南海县志》、光绪《广州府志》，也都记载何梦瑶退居后"悬壶自给"，特别是同文堂刻本《医碥》目录中有"附乐只堂诊病单"的字样，更证明其退居故里后曾公开行医。可惜何梦瑶的医案集《绀山医案》已佚，仅能从其他著作中见到若干散在医案记载。如《医碥·赵序》记载，其友赵林临之妻患病两月，更请数医，皆用温补之法，愈治愈重，恰逢何梦瑶归里悬壶，先后处大承气汤、白虎汤、小柴胡汤数十剂而获效；乾隆二十年（1755），其友罗天尺之子患足疾，亦赴端溪书院求诊于何梦瑶，具体医案不得见，但罗天尺在《瘿晕山房诗删》中有"儿乙亥足疾，就医何十于端溪""所喜儿归自鼎湖，身强不用倩人扶"之语，可见本次治疗也是较成功的。

　　除悬壶济世外，何梦瑶还先后出任广东三大书院的山长。乾隆十五年（1750）他暂代广州粤秀书院山长，乾隆十七年（1752）离任，由浙江名儒杭世骏接任，两人一见如故，成莫逆之交，经常诗词酬唱。何梦瑶《菊芳园诗钞》中多次提到杭世骏，杭世骏的诗集《岭南集》也多次提及何梦瑶，并为何梦瑶《菊芳园诗钞》作序，言"知报之之才者莫如余"，其诗作《酬何监州梦瑶小除日见怀》有："暇著活人书，用以谋盐酰。处方起废疾，往往应手治……君也九折肱，方书历可稽。国手师俞跗，《内经》玩黄岐。医俗等医疾，术异理则齐。三百二十味，凉热各有宜。用泻不用补，凤岂君所期。"，从中可看出杭世骏对何梦瑶医术的了解和赞赏。乾隆十八年（1753）起，何梦瑶出任肇庆端溪书院山长，至乾隆二十七年（1762）转任广州越华书院山长，一直到乾隆二十九年（1764）去世。书院生活中，何梦瑶一边传道授业，培养人才；一边笔耕不辍，编修著作。其教学注重品行和经世致用，除科举内容外，还发挥专长，教授学生医学、乐律、数术等各方面知识，为岭南的教育事业做出了重要贡献。

在子嗣及传人方面，据罗天尺《瘿晕山房诗删》续编《苦哉行》："何十报之罢官贫甚，三郎佣于粤西，为酷吏诬陷以死，作此伤之。"证明何梦瑶至少有三子，其次子何之蛟曾汇其遗作《四诊韵语》等，取名为《乐只堂人子须知》并作序，其在辽阳的诗作《除夕鹄儿索金压岁书一钱字与之》："孔方于我分无缘，实汝空囊别有钱。莫道充饥同画饼，须知一字值金千。"（《菊芳园诗钞·卷六·鹤野集》）语言诙谐幽默，诗中的"鹄儿"可能是其第三子。其诗《送长儿南还》有"汝今抱病归，使我肝肠碎。祝汝得生还，骨肉欣相对……谋生急共勉，庶几救颓败"（《菊芳园诗钞·卷六·鹤野集》）等语，可能写的是其长子。其孙小名"阿黄"，在《医碥·辛序》中有记载；其曾孙何清臣保存了《人子须知》文稿并刊行传世。何氏家族医学自梦瑶始，传至九代，至今仍有族人在顺德地区行医。据史料记载，新会陈国栋、郁南庞遇圣皆曾跟随何梦瑶学医，活人甚众，庞遇圣再传钟时炯，两人皆名闻乡里。

三、相关考辨 🕊

何梦瑶，字赞调、报之，号西池、砚农（或作"研农"），世人尊称西池先生。其中"赞调"一字记载不多，而"报之"在史料中则较为常见。荀铁军考证"赞调"为其家族排行而取的字，是何梦瑶最早采用的字，而"报之"应为其成进士后，甚至是退居后才用的字，此观点比较可信。何梦瑶胞弟字"宣调"，有何氏《菊芳园诗钞》中《自石门滠至大加与舍弟宣调夜酌》《哭宣调弟》等诗作可证，而何梦瑶退居广州后所出著作，如

《医碥》《伤寒论近言》《庄子故》《皇极经世易知》中，皆自注"何梦瑶报之""梦瑶字报之"，可知"报之"很可能是著书时方用之字，并随其著作之流传而广为人知。

"西池"作为其号，为学界所共识，但对其晚号是"研农"还是"砚农"，有所争议。乾嘉时期《粤台徵雅录》言何梦瑶"晚又自称研农"，道光《南海县志·何西池先生列传》亦注："据何迎春沙村研农年纪注粤台徵雅录阮通志采访册参修"，故学界多认为其晚号为"研农"，荀铁军则认为何梦瑶次子何之蛟在《乐只堂人子须知序》中言："先君解组投林，舌耕糊口，取号砚农"，故认为何梦瑶晚号当为"砚农"。考光绪《广州府志·卷一百二十八·列传十七》云何梦瑶"肇庆府吴绳年聘修《府志》，因自称研农"，知此号是在其受聘编修《肇庆府志》时所取。肇庆古称端州，盛产端砚，有"中国砚都"之称。何梦瑶为肇庆编修地方志，又曾担任肇庆端溪书院山长近十年，其自号为"砚农"似更为合理。需指出的是，"研"（yàn）有一古义亦通"砚"。《后汉书·班超传》："大丈夫无他志略……安能久事笔研间乎？"《铁围山丛谈》："于是知枢密使曾布捧研以度鲁云，左丞叔父文正公为磨墨。"可见，其号为"砚农"，或作"研（yàn）农"亦可。

关于何梦瑶的生卒年，曾时新、荀铁军认为何氏生于康熙三十二年（1693），卒于乾隆二十八年（1764）；长青认为何氏生于1693年，卒于1763年；张志斌认为何氏生于1694年，卒于1764年；刘小斌认为何氏生于1692年，卒于1764年；其中，以荀铁军与刘小斌之考证最为详细。其差异仅在一岁之间，可能是考证时或以传统纪年虚龄计，或以周岁为计。

考《医碥·赵序》言"予友何君西池，年三十八始成进士"，道光《南海县志》言何梦瑶"二十九，康熙辛丑岁试……三十七选己酉拔贡，旋领乡荐，庚戌联捷进士……卒年七十二"；可知"康熙辛丑"为康熙六十年（1721），是年何梦瑶29岁；"己酉拔贡"为雍正七年（1729），何梦瑶

37 岁；"庚戌联捷进士"为雍正八年（1730），何梦瑶 38 岁。古人的年龄都是按传统纪年虚龄计算的，据此可知，何梦瑶当生于 1693 年；其"卒年七十二"，则当卒于 1764 年。故何梦瑶生卒年当为康熙三十二年（1693）至乾隆二十九年（1764），享年 72 岁。

何梦瑶治学视野广阔，博通百家，著作宏丰，又曾师从清代名儒惠士奇，并宦游粤辽近二十年。在医学上，其敢于疑古，善于继承，颇有创见。其学术成就主要可归纳为以下七点。

第一，何梦瑶面对当时岭南医界《景岳全书》流行、一些医家不顾岭南实际滥用温补的时弊，起而争之，观点鲜明地予以反对，引起了清代岭南医学的"寒温争鸣"，对岭南医学史乃至整个中国医学史都具有重要意义。

第二，何梦瑶敢于对《黄帝内经》等经典医籍中的一些理论提出质疑，并通过亲身实证和体悟予以验证和阐发。其对五运六气理论的研究注重取其大旨，不主张玄化，认为运气理论的本质意义在于通过自然界五运六气变化对人体的影响来解释人体的生理病理变化，强调把五运六气理论落到临证实处，注重医学理论的实际应用，具有可贵的学术精神。

第三，何梦瑶注重对中医脏腑理论的阐发，不拘泥五行学说，是清代岭南医界深入探索"五脏相关"学说的第一人，为当代名医邓铁涛先生所推崇。其对三焦、心包、"脑肾相关"理论的阐发亦颇具创见。

第四，何梦瑶是目前已知的岭南籍医家中最早全文注解《伤寒论》者，其研究《伤寒论》，汲取和发挥"明清伤寒三派"的学术观点，形成自己的学术见解。

第五，在温病研究方面，何梦瑶吸纳诸家之长，亦形成自己的学术见解。他曾亲自参与疫病防治工作，注重结合岭南特点，明确区分伤寒、温热病和瘟疫，质疑伏气温病说，初步构建了岭南温病学框架。

第六，何梦瑶论治内伤杂病，颇多创见，尤其善于论治火热、痰湿、疟疾、脚气和虚劳等当时岭南地区的常见病多发病。如其论治火热证，发挥刘、朱之说，认为"凡病多属火"，从性质上把火证分为实火、阳虚发热、外感之火、饮食积滞之火、肾阴虚之相火和肾阳衰之浮火等来论治，对"引火归原"予以辨证分析，从"气乖"和"气郁"两个角度阐发热证，结合吐痰频次、病因病位及脉象综合鉴别痰的寒热属性等均为后世医家所推崇；其创制柴常汤、分理汤、升陷汤、清中驱疟饮等治疗疟疾，创制鸦胆丸治疗痢疾，亦可供现代中医临床参考。

第七，何梦瑶注重医学教育事业，尤重中医诊法的传授和医学知识的普及，曾亲自编写四诊讲义，教授岭南当地医生，其医学著作亦注重简明实用性，对前贤论著，善于取舍，对《证治准绳》《医宗金鉴》等鸿篇巨著高度归纳、简化和发挥，并撰有《四诊韵语》《本草韵语》《煎药用水歌》等歌诀，为医学知识的传播和普及做出了积极贡献。

何梦瑶年谱：

康熙三十二年癸酉（1693），1岁，何梦瑶生于广东南海云津堡（今南海县西樵区崇北乡村），为大沙何氏第十六代孙，祖父名亘明，父亲名体严。

康熙三十七年戊寅（1698），6岁，在宗族私塾中从族人何玉枚、何翰先学习。

康熙四十一年壬午（1702），10岁，"颖悟绝伦，十岁能文"。

康熙四十三年乙酉（1705），13岁，至佛山跟随麦易园学习，并书写诗作，"十三岁攻诗"，开始参加童子试，但屡考屡落。

康熙四十九年庚寅（1710），18岁，据罗天尺《秋日送何赞调十弟试用桂林》记载，大约这时开始在南海西樵教书。

康熙五十八年己亥（1719），27岁，担任巡抚署掾属3个月，颇不顺心，作《紫绵楼乐府》寄意，拂袖而去。

康熙六十年辛丑（1721），29岁，惠士奇督学广东，于羊城九耀官署（今广州教育路南方戏院）检考郡邑诸生。何梦瑶据惠士奇试士题作《珠江竹枝词》，颇受惠氏赞赏，被誉为"南海明珠"，与罗天尺、苏珥、陈海六、陈世和等人同补郡邑，入惠门，前四人又被称为"惠门四子（俊）"。

康熙六十一年壬寅（1722），30岁，岁考优秀，随惠士奇阅惠州试卷。

雍正元年癸卯（1723），31岁，岁逢拔贡，何梦瑶参加考试，惠士奇未选，同僚问惠士奇故，回曰："何生必先鸣，不用此也。"

雍正二年甲辰（1724），32岁，惠士奇连任，再督学广东，认为何梦瑶文行并优，特免检试。

雍正四年丙午（1726），34岁，惠士奇任满回京师，众人送行，何梦瑶作《送天牧师还朝六首》。

雍正七年己酉（1729），37岁，又逢拔贡，策询水利，何梦瑶以医喻，娓娓且千言，深得赏识，拔置第一，并于当年中举。

雍正八年庚戌（1730），38岁，北上会试，科试联捷，考中第三甲第117名，获赐同进士出身；在此年前与惠门弟子在广州创立"南香诗社"，盛极一时。

雍正八年庚戌（1730），38岁，前往广西候补学习3年，参与编纂《广西通志》。

雍正十年壬子（1732），40岁，任广西乡试同考试官。

雍正十一年癸丑（1733），41岁，任广西义宁县知县，治狱明慎，革除宿弊，被当地百姓称为"神君"。

雍正十二年甲寅（1734），42岁，审判"伤民夺牛案"，援引新定法例，三驳巡抚，巡抚牒刑部请决，刑部以何梦瑶为是；亲往开导谕释獞民仇杀械斗；是年调任阳朔县知县。

雍正十三年乙卯（1735），43岁，是年调任岑溪县知县，先后修建岑溪县署，改建岑溪监狱；颁布《革月甲示》《革土书示》等条例；兴教育，置学田，开民风；治理岑溪胜景"花洲"，捐建桥路等；离任前编修《岑溪县志》四卷，深受当地百姓爱戴。

乾隆三年戊午（1738），46岁，为南海名医郭元峰著作《脉如》作序，任广西乡试同考官。

乾隆四年己未（1739），47岁，是年改任思恩知县，先后重修思恩官署、城隍庙等，兴办教育。还机智果敢地处理了一件"獞民贼乱"事件，载入《南海县志》。特别是在任期间思恩疫疠流行，缺医少药，何氏广施方药，饮者辄起。时任两广总督策楞将其方药公布于各个县邑，存活甚众。何氏还亲力亲为，自编四诊教材，教授邑医，为当地医学的发展做出重要的贡献。

乾隆六年辛酉（1741），49岁，担任广西乡试同考试官。

乾隆十年乙丑（1745），53岁，升任奉天辽阳州牧，清贫无钱，只能贷舟车费而行。任职期间，曾于公堂上治疗辽阳民王洪的狂病，时已著有《医碥》《三科辑要》《伤寒论近言》等医书手稿9种，有"最负时名何刺史"之称。

乾隆十三年乙丑（1748），56岁，奏请告老还乡，次年获准解任回籍。

乾隆十五年庚午（1750），58岁，自辽阳归里，悬壶济世，为赵林临妻治重病，用寒凉攻下法奏效，表达其反对滥用温补的学术观点。是年代任广州粤秀书院山长。

乾隆十六年辛未（1751），59岁，刊刻《医碥》七卷，此外，《伤寒论近言》《妇科辑要》《幼科辑要》《痘疹辑要》《本草韵语》和《针灸吹云集》等已成书待刊。

乾隆十七年壬申（1752），60岁，刊刻《匊芳园诗钞》八卷；辞去粤秀书院山长之职，杭世骏接任，两人一见如故，结为挚友。

乾隆十八年癸酉（1753），61岁，重编《算迪》；出任肇庆端溪书院山长。

乾隆十九年甲戌（1754），62岁，刊刻《庄子故》。

乾隆二十年乙亥（1755），63岁，为罗天尺之子治足疾，奏效。

乾隆二十一年丙子（1756），64岁，重修扩建端溪书院。

乾隆二十四年己卯（1759），67岁，受肇庆知府吴绳年之邀纂修《肇庆府志》。

乾隆二十五年庚辰（1760），68岁，是年秋，《肇庆府志》完稿。

乾隆二十七年壬午（1762），70岁，刊行《赓和录》二卷；离任端溪书院，担任广州越华书院山长；著成《胡金竹梅花四体诗笺》一册。

乾隆二十八年癸未（1763），71岁，《皇极经世易知》八卷完稿。

乾隆二十九年甲申（1764），72岁，完成《神效脚气秘方》，是年去世。

何梦瑶

著作简介

何梦瑶撰有多种著作，而医著尤丰，有些书籍已佚。《清史列传》："梦瑶以博雅著，凡天文、术数、乐律、算法、医学，无不究心……其《菊芳园诗钞》杭世骏为之序，他著有《菊芳园文钞》《庄子故》《皇极经世易知录》《医碥》《伤寒论近言》《绀山医案》《三角辑要》《移橙余话》。国朝二百年来，粤人论撰之富，博极群书，精通艺术，未有踰梦瑶者。"道光《南海县志》记载其："富于著述，已梓者《菊芳园诗钞》《庄子故》《赓和录》《制义焚除》《医碥》《妇婴痘三科辑要》《伤寒论近言》《胡金竹梅花四体诗笺》《大沙古迹诗》，未梓者《菊芳园文钞》《皇极经世易知录》《移橙余话》《紫棉楼乐府》《绀山医案》《针灸吹云集》《算法迪》《三角辑要》《比例尺解》《秋笥金钱隃纪闻》《罗浮梦》《暖金盒》《菊芳园诗续钞》。"记载颇为全面。因其治学广博，故本篇对其著作分为医学著作与非医学著作两类予以简介，分述如下。

一、医学著作

（一）《医碥》

《医碥》首刊于清乾隆十六年（1751），为何梦瑶最早刊刻的医学著作，也是其代表医著，有重要的学术价值。后人研究其医学思想，多引用该书。全书分为7卷，卷一至卷四论杂症，主要参照王肯堂的《杂病证治准绳》而写，其中卷一开头有医论19篇（《经络考》篇无具体内容，自注"见《针灸吹云集》"，故实为18篇），论述其对脏腑、经络、六气、运气、阴阳、治则治法等中医理论的见解，常有创见；卷五论四诊，内容由其履任思恩县令时教授邑医之讲义修改而成，其中对脉诊的论述颇为独到，后人常有引用；卷六、卷七诸方，方药排序与前四卷内容相呼应，并设有门目、方目及页数，以方便读者查阅。其类方突出主治，力求简洁，同时为了节约刊刻成本，对"品味杂者"多不选录。卷首有何梦瑶自序、凡例及其友人辛昌五和赵林临的序言。从中可知此书为其友人一起出资于乾隆十六年（1751）刻成，后又多次翻刻。

现存版本主要有清乾隆十六年（1751）刻本，清同文堂刻本，清光绪刻本，1918年两广图书局铅印本，1922年上海千顷堂书局石印本等。2012年广东科技出版社影印同文堂刻本。此外又见于1982年上海科学技术出版社点校本，1994年人民卫生出版社校注本，2009年中国中医药出版社吴昌国校注本，2014年中国医药科技出版社李刚校注本。

（二）《伤寒论近言》

《伤寒论近言》首刊于清乾隆二十二年（1757），是何梦瑶全注张仲景《伤寒论》的医著，也是目前已知最早的岭南籍医家著的《伤寒论》全注本。

《伤寒论近言》共7卷，卷首有凡例和目录。卷一为伤寒提纲、内经热病论、王叔和序例和伤寒论序；卷二注释太阳病篇，卷三注释阳明病篇，卷四注释少阳病篇和阳经合病并病篇，卷五注释三阴病篇，卷六注释汗吐下可不可篇、瘥后劳复、阴阳易病、痉湿暍篇、霍乱、温病以及辨脉法、平脉法等；卷七罗列仲景原方。全文以夹述夹注的方式注释，原文为大字，注释为小字紧注于原文后，并注重对各种温病进行探讨，在伤寒、温病两方面均有所建树。

该书曾在1927年经时任广东中医药专门学校教导主任廖伯鲁连载于其学校出版的《中医杂志》第三、四、五、六期，并云该书在嘉庆、道光年间已鲜流传，且为残本。《中国中医古籍总目》与《岭南医籍考》均认为现存版本有清乾隆二十二年（1757）南海何氏刻本《乐只堂医书汇编》（残）和清乾隆六十年乙卯（1795）乐只堂刻本。然据曾召等调查《乐只堂医书汇编》已佚，清乾隆六十年乙卯（1795）乐只堂刻本实为清乾隆二十四年己卯（1759）乐只堂刻本，见藏于天津市医学科学技术信息研究所。2012年，广东科技出版社影印该刻本。

（三）《三科辑要》

《三科辑要》亦首刊于清乾隆二十二年（1757），为医学丛书，含《婴科辑要》《痘科辑要》《妇科辑要》三种子书，《医碥·凡例》云："尚有《伤寒论近言》《妇科辑要》《幼科辑要》《痘疹辑要》《本草韵语》《针灸吹云集》等书，俟续刻呈教"，可知三种子书是分开成书的。本书共六卷，前三卷分述婴、痘、妇三科病证论治，后三卷为三科附方，主要参考《医宗金鉴》相关内容而写。

《婴科辑要》论述了43种幼科病证，大致可分为初生、杂证、发育不良及外科病等4部分。先论述新生儿护理、禁忌及常见病，接着论述惊风、癫痫、疳积、哮喘等杂症，然后是五软、五迟等发育不良病证，然后是肛肿、胎疝等外科病证，最后以"保婴总论"收尾，总结小儿生理及病变特点。

《痘科辑要》主要论述了痘证（天花）的诊断治疗方法，按病程分论原痘、出痘、痘证日期、初热证治、见点、起胀等篇章，并分析了痘疹并发症、治疗法则以及痘疹鉴别禁忌等；最后详细讨论了种人痘法的优劣，并附有"麻疹证治"，与痘证鉴别。

《妇科辑要》大体分经、带、胎、产、乳和杂病6部分，阐述妇女生理病理特点及防治方法，对妇人月经生理、常见月经病、带下病、癥瘕积聚、孕期病证、难产诸症、产后病证、乳房病证及前阴诸证皆有论述，附篇"种子论"阐述了其对不孕症的学术观点。

后三卷为三科《诸方》。前三卷治疗各症只列方名，不列药味，但于方名下注明该方在后三卷《诸方》中的页码，以便查检。

《中国中医古籍总目》"三科辑要三卷附方三卷"目下版本，为清光绪二十一年乙未（1895）广州拾芥园刻本，但在"乐只堂医书汇函"目下有子目：①《医碥》七卷，②《伤寒论近言》七卷，③《三科辑要》六卷，清乾隆二十二年丁丑（1757）南海何氏刻本（存第二至三种）"，据张晓红等人查实"乐只堂医书汇函本"已不存；《岭南医籍考》记载版本有清光绪二十年（1894）刻本（藏于北京图书馆）和清光绪二十一年（1895）广州拾芥园刻本，但据笔者考证，国家图书馆（原北京图书馆）中的藏本亦为清光绪二十一年（1895）拾芥园刻本，2011 年，广州科技出版社影印此刻本。

（四）《乐只堂人子须知》

《乐只堂人子须知》又被称为《人子须知韵语》，全书共四卷，卷一为"四诊韵语"，内容涉及十二经脉歌诀、四诊心法、阴阳辨证、四诊歌诀、奇经八脉歌等；卷二为"汤头歌诀"，分为补益、发表、攻里、通（涌）吐等 20 类，内容与汪昂《汤头歌诀》大同小异；卷三为附诊脉谱、引经报使歌、十剂、七方、服药法则、煎药用水歌及"药性"草部，其中除"附诊脉谱"标明为"僧互禅增选"，其余部分均为原著所有；卷四为"药性"的木、果、谷、菜、金石和虫介部，其药物内容基本取材于汪昂《本草备要》，自编歌诀而成，并有注解。该书内容多为韵语歌赋体裁，通俗易记，易于诵习，间有注释，阐发深义，是一部实用价值很高的中医学入门书。

按其次子何之蛟序："（何梦瑶）曾著《伤寒论近言》《医碥》《婴妇痘科》，用阶后学矣。复别为望闻问切四诊韵语以资愚鲁之不逮，语简而赅，义浅而显，如游数仞之宫，重门洞辟，无奥不触，诚初学之金针，涉川之宝筏，不敢自私，妄附药性、汤头歌诀于后，以公同好"，似乎书中只有"四诊韵语"为何梦瑶所作，"药性""汤头歌诀"部分为其子之蛟添入，但卷三中的"十剂、七方、服药法则、煎药用水歌"等非"四诊韵语"的内容曾在《医碥》中出现，确定为何梦瑶所作，何梦瑶在《医碥·凡例》中亦言著有《本草韵语》，《中医大辞典》"本草韵语"条目下有云："清·何梦瑶撰。2卷。刊于1872年。作者将药物分为草、木、果、谷、菜、金石、虫介等类，并以韵语的形式介绍316种常用药，内容比较简要。"其所记载刊印时间和内容与本书中的"药性"部分完全一致。所以书中"药性"部分可能就来源于何梦瑶的《本草韵语》，经其子何之蛟修订添入。

现存版本有清同治十一年（1872）百爽轩刻本和清光绪十一年（1885）佛山同文堂刻本。2011年，广东科技出版社影印百爽轩刻本。

（五）《医方全书》

《医方全书》是后人汇刻何梦瑶医著而成的医学丛书，共12册，1918年两广图书局刊行。全书共含何梦瑶著作6部。

第1～2册为《神效脚气秘方》四卷，开篇有两广图书局主人序言和凡例。序云："何公报之为粤东医界古今第一国手，其所著医书悉根据南方之地势、南方人之体质调剂，与北方不同，立方与北带亦异，故南带之人民效用其方法，无不百发百中，服其剂，无不奏效如神，独是世远年湮，其嘉言妙术传世罕稀。"凡例云："本书汇合《神效脚气秘方》《追痨仙方》《幼科良方》《妇科良方》《痘疹良方》《医碥》等书，全集何氏著作为一书，故命名曰《医方全书》。脚气为南人时有最险之症，而又未见专书，何先生辑此书成，即归道山，致未刻行于世，今用附全书之内，公诸天下。"第2册卷终有嘉庆二十四年（1819）香石黄培芳跋，云："神效脚气秘方四卷，为南海何报之先生考古证今，参以己见所辑成，戊辰秋（余）养疴白云寺，僧以医闻，尤以脚气为神手。时与之清谈，或就诊受其赐者不尠一日。僧以此书赠余，曰山僧之得有微名者，此书之力也。"

第3册前32页为《追痨仙方》二卷，又名《内科仙方》，《医方全书·凡例》云："《追痨仙方》本非先生著作，乃先生得宋刻本亲手影写加以绘图，世鲜其传，故附于此。"可知本书是何梦瑶据所得宋刻本，绘图改编而成。本书为论治痨病之专著，卷上为《仙传上清紫庭追痨仙方论法》，主要论述传尸劳的病因病机，并附有 6 代 18 幅（每代 3 幅）痨虫图，卷末为"取传尸痨虫鬼哭饮子"方药及晁叟运用天灵盖散的验案三则；卷下为《仙传上清紫庭追痨仙方品》，载痨病专方 32 首，并有针灸和外治法。第 3 册后 70 页为《妇科良方》，内容与《妇科辑要》同。

第 4 册为《幼科良方》，又名《小儿科良方》，内容与《婴科辑要》同；第 5 册为《痘疹良方》，内容与《痘科辑要》同。第 6 ～ 12 册为《医碥》7 卷，扉页注为"内科一"至"内科七"。

现存版本为 1918 年广东两广图书局铅印本。

（六）《针灸吹云集》

《针灸吹云集》，针灸专著，佚。何梦瑶在《医碥·凡例》中提到此书已成稿待梓，《医碥·卷一》目录中记有"经络考，见《针灸吹云集》"；《医碥·卷五》末篇曰："奇经之病，当以证诊，勿专恃脉。其病证详针灸奇经病篇。"《妇科辑要·经期》曰："冲为血海，任主胞胎，详针灸经脉。"其书名可能来源于《灵枢·九针十二原》"刺之要，气至而有效，效之信，若风之吹云，明乎若见苍天，刺之道毕矣"以及《素问·八正神明论》"神乎神，耳不闻，目明心开而志先，慧然独悟，口弗能言，俱视独见，适若昏，昭然独明，若风吹云，故曰神。《三部九候》为之原，《九针》之论不必存也。"

据《岭南医籍考》记载，该书存目于《中国分省医籍考》，又见于清道光《广东通志》、光绪《广州府志》，另见广东中医药展览会（1935 年杭州书店版本，多方搜寻未见）。道光《南海县志》也有记载（见上文）。

（七）《绀山医案》

《绀山医案》，佚。荀铁军认为思恩县有山名绀山，该书可能是何梦瑶在思恩担任县令时的医案集。《岭南医籍考》记载，该书见于《中国分省医籍考》，道光《广东通志》卷一百九十四《艺文略·医碥》条和广东中医药展览会1872年刊本（多方搜寻未见）。在道光《南海县志》和《清史列传》中也有记载。

二、非医学著作 🦤

何梦瑶兴趣广泛，博学多艺，除医学著作外，在文学、史学、哲学、数学和音律等方面皆有著作传世，故对其非医学著作也予简介。

（一）《匊芳园诗钞》

《匊芳园诗钞》8卷，为何梦瑶的个人诗集，乾隆十七年（1752）刊行。卷一煤尾集，卷二鸿雪集，卷三学制集，卷四南仪集，卷五寒坡集，卷六鹤野集，卷七悬车集，卷八诗余。前七卷集诗610首，卷八为词集，共35首。卷首有其挚友杭世骏、罗天尺序言。其诗词内容叙事颇多，也有涉及医药的，对了解其生平事迹有重要参考价值。现存版本有乾隆十七年壬申（1752）乐只堂刻本，藏于国家图书馆。

（二）《匊芳园文钞》

《匊芳园文钞》，未见，为何梦瑶文集，清嘉庆二十四年（1819）顺德罗学鹏春晖堂刊行的《何监州匊芳园集》中有《何监州匊芳园文选》，收录《冯达公传》《营葬说》《从军诗序》《锦旋诗序》和《公饯诗跋》等5篇文章，大多亦见于《匊芳园诗钞》中，文字稍有出入。

（三）《庄子故》

《庄子故》三卷，刊于乾隆十九年（1754），为何梦瑶按篇注释《庄子》

全文的著作，目前尚未见相关研究报道。卷一注释《庄子内篇》7篇，卷二注释《庄子外篇》15篇，卷三注释《庄子杂篇》11篇。卷首有何氏自序、凡例、参编友人及受业门人姓名籍贯等。现存乾隆十九年（1754）刻本，载于2011年国家图书馆出版社影印的《子藏·道家部·庄子卷（第110册）》中。

（四）《皇极经世易知》

《皇极经世易知》8卷，为何梦瑶注解邵雍《皇极经世经》之作。从其自序中可知，该书为何梦瑶69岁任越华书院山长时的讲义，共编写了2年，内容实以明代广东学者黄粤洲《皇极经世书》为蓝本，参考四明余氏《外篇释义》而成。其中大部分内容皆引用黄粤洲对《皇极经世》的注解，也引用了余本、王植、邵伯温、司马光、朱熹、蔡元定以及清代名医喻昌等人的注解，也有一些何氏自己的观点和补正，并在卷首加入"伏羲始画八卦图""经世衍易八卦图"等22幅图。该书写成后未刊行，黄粤洲后人黄培芳组织唐良臣等整理校订后，于道光十三年（1833）刊行。

（五）《算迪》

《算迪》，又名《算法迪》，为古代算术书籍，乾隆十八年（1753）成书。原本为12卷，现存8卷，见于《岭南遗书》，为道光二十六年（1846）刊行本。该书以梅文鼎《中西算学通》和御制《数理精蕴》为蓝本辑成，前有何梦瑶自序和江藩序，何梦瑶自序言："算学至国朝御制《数理精蕴》一书，至矣，极矣。盖我圣祖仁皇帝，以天纵之圣，集中西之成……顾卷帙浩繁，难于购与读，谨撮录要领，并旧纂《算迪》一册，合为十二卷，以授学者，使便讲习。"江藩言："近日为此学者，知法之已然，不知立法之所以然。若何君可谓知立法之所以然者，岂人云亦云哉……是为孤学，一知半解，尚难其人，况中西之法无所不通耶？且寒士有志于九章八线之术者，力不能购钦定诸书，熟读《算迪》，亦可以思过半矣。"从此书中可以看出何梦瑶对西方早期传入中国的数学知识已有研究，而《算迪》的刊行亦有利于数学知识在民间的传播。

（六）《赓和录》

《赓和录》2 卷，古代音乐著作，乾隆十六年（1751）完成初稿，于乾隆二十七年（1762）修订完成全书。该书由三部分组成：一是对蔡元定《律吕新书》的训解，二是对康熙御制《律吕正义》的述要，三是对曹廷栋《琴学》的摘要，其对《律吕新书》的训释部分，是在越华书院教学的讲义。

（七）《岑溪县志》

《岑溪县志》4 卷，为何梦瑶担任岑溪县令时所修撰的地方志。自序言："待罪岑溪将四载矣，行将调去，念无以遗我父老子弟，自夏迄冬，书成凡四卷，遗我父老兄弟幸共正之。"现存有乾隆四年（1739）刊刻本，1967 年台北成文出版社影印出版。

（八）《肇庆府志》

《肇庆府志》28 卷，为乾隆二十四年（1759）何梦瑶任肇庆端溪书院山长时，受知府吴绳年之邀而作，共 18 纲，59 目，历时 1 年完成。现存有乾隆二十五年（1760）刊刻本，2007 年岭南美术出版社影印出版。

（九）《梅花四体诗笺》

《梅花四体诗笺》1 册，又名《胡金竹梅花四体诗笺》，胡方（金竹）撰，何梦瑶笺。前有乾隆二十七年壬午（1762）何梦瑶在越华书院时所作之序，并言胡方此诗集系因得"梅花帙近体四仁种三十韵"而作，明言梅花，实誉明代岭南硕儒陈白沙，即"此言天生白沙为末造大儒而已"。现仅见清代抄本 1 册，藏于国家图书馆。

此外，尚有《制义焚除》《大沙古迹诗》《紫棉楼乐府》《移橙余话》《三角辑要》《比例尺解》《秋筼金钱隰纪闻》《罗浮梦》《暖金盒》等书载目于地方志，但皆未觅见，可能已散佚，有待进一步考证。

何梦瑶

学术思想

一、学术渊源

凡研究一医家之学术思想，先须熟读其著作；而熟读其著作，又须知其著作之学术渊源，如此方能明其继承与发扬之特色。

何梦瑶少时即研读《内经》《伤寒论》等经典医籍，对仲景之学尤为倾心，反复研读实践，著成《伤寒论近言》一书，该书是岭南籍医家最早全文注解《伤寒论》的注本，对仲景学说在岭南地区的传播有积极的意义。对金元诸家的学术创见，何梦瑶认为："河间言暑火，乃与仲景论风寒对讲；丹溪言阴虚，乃与东垣论阳虚对讲，皆以补前人所未备，非偏执也。后人动议刘、朱偏用寒凉，矫以温补，立论过当，遂开酷烈之门。"认为金元各家之学术都是对先贤的补充和发挥，具有创见，而非偏颇，尤其是对刘完素、朱丹溪的学术观点十分推崇。对明代张景岳、赵献可等医家倡导的温补学说则颇有微词，对融会百家之长、善于总结先贤经验的王肯堂、吴谦等医家则推崇备至。其著作《医碥》主要参考王肯堂《杂病证治准绳》撰成，而《三科辑要》则以吴谦《医宗金鉴》为蓝本。本篇通过对照比较分析，可以更清晰地发现何梦瑶在医学上的继承与创新之处。

（一）《医碥》与《杂病证治准绳》的比较

《医碥·辛序》云："王金坛先生《证治准绳》脍炙人口，予友何西池称为近代医书之冠，虑其奥博难读，因作《医碥》以羽翼之。其书文约而义赅，深入而显出，当与《准绳》并传无疑……是编又继《准绳》行世，可以不朽。"可见何梦瑶对王肯堂的推崇。何梦瑶在《医碥·凡例》中亦云："如必欲考古人成法，于《准绳》等书检求可也……诸方多从《准绳》录入，按门索之。"可知《医碥》一书，除第五卷为何梦瑶在思恩教邑医的"四诊讲义"外，从医论至方药，多以《证治准绳》为蓝本。其中，前四卷医论部分主要取法于《杂病证治准绳》，后两卷方药内容则多取材于《类方证治准绳》，但何梦瑶又多有个人创见。现分别比较如下：

1.《医碥》与《杂病证治准绳》的篇目比较

《医碥》前四卷卷名皆为"杂症"，共载 108 类病证，其内容为外感内伤病证论治，卷之一开篇载有十八篇医论。在病证分类上基本参照《杂病证治准绳》的模式。通过两书的篇目比较，可发现两书整体上的异同。《杂病证治准绳》共载 115 类病证，其中"水胀类"，含水胀总论、水肿、胀满；"咳嗽类"，含肺痿、肺胀；"痹类"，含行痹、痛痹、着痹；"烦躁类"，含虚烦和躁；"汗类"，含自汗和盗汗；"前阴诸疾"，含阴缩阴纵、阴痿、阴汗臊臭阴冷阴痒、阴肿痛、阴吹；"诸血门"归为 1 类，"癫狂痫"归为 1 类，"惊悸恐"归为 1 类，"泄泻滞下"归为 1 类。共分为 14 门：诸中门、诸伤门、寒热门、诸气门、诸呕逆门、诸血门、诸痛门、痿痹门、诸风门、神志门、杂门、大小腑门和七窍门，其中七窍门又分上、下两门。通过调整《医碥》前四卷病证的顺序与《杂病证治准绳》对应，得出如下表格。

表 1 《医碥》前四卷与《杂病证治准绳》的篇目比较表

《杂病证治准绳》篇目	《医碥》对应《杂病证治准绳》篇目
第一册·诸中门（卒中暴厥，中风，中寒，中暑，中湿，中气，中食，中恶，五绝）	卷之一·诸中总论，中风，中寒，中暑，中湿，中气，中食，中恶
第一册·诸伤门（伤暑，伤湿，伤燥，伤饮食，伤劳倦，虚劳，传尸劳）	卷之二·伤暑，伤湿，伤燥 卷之二·伤饮食，劳倦伤，虚损痨瘵
第一册·寒热门（发热，潮热，恶寒，往来寒热，外热内寒外寒内热，上热下寒上寒下热，疟，厥）	卷之一·发热，潮热，恶寒，寒热； 卷之二·疟；卷之四（二）·厥逆

《杂病证治准绳》篇目	《医碥》对应《杂病证治准绳》篇目
第二册·诸气门（诸气，郁，痞，水胀总论，水肿，胀满，积聚，痰饮，咳嗽，喘，短气，少气）	卷之一·气；卷之二·郁，痰，痞满，积聚，咳嗽，喘哮，短气少气；卷之三·肿胀
第三册·诸呕逆门（呕吐膈气总论，呕吐，胃反，噎，吐利，霍乱，关格，呃逆，噫气，诸逆冲上）	卷之三·呕吐，反胃噎膈，霍乱，关格；卷之二·嗳气，呃逆
第三册·诸血门（诸见血证，鼻衄出血，舌衄，齿衄，耳衄，吐血，咳嗽血，咯血，溲血，下血，蓄血）	卷之一·血
第四册·诸痛门（头痛，面痛，颈项强痛，心痛胃脘痛，胸痛，腹痛，胁痛，腰痛，脊痛脊强，肩背痛，臂痛，身体痛）	卷之三·头痛，项强痛，胸痛，心痛（心包络痛，胃脘痛），腹痛，腰痛，背脊强痛，胁肋痛，臂痛，身体痛
第四册·痿痹门（痹，行痹，痛痹，着痹，痿，痿厥，脚气）	卷之三·痿，痹；卷之四·脚气
第五册·诸风门（疠风，破伤风，痉，瘛疭，颤振，挛，眩晕）	卷之二·破伤风；卷之三·痉，眩晕；卷之四·挛，抽搐，颤振；
第五册·神志门（癫狂痫总论，癫，狂，痫，烦躁总论，虚烦，躁，谵妄，循衣摸床，喜笑不休，怒，善太息，悲，惊悸恐总论，惊，悸，恐，健忘）	卷之四·怒，太息，喜笑不休，悲，惊，悸，恐，健忘，烦躁，狂癫痫
第五册·杂门（汗总论，自汗，盗汗，多卧不得卧，不得卧，多卧，怠惰嗜卧，身重，不能食，喑，消瘅，黄疸，嘈杂，欠嚏）	卷之三·汗，黄疸，消渴；卷之四·不得卧，多卧，喑，嘈杂；卷之二·不能食，欠嚏

续表

《杂病证治准绳》篇目	《医碥》对应《杂病证治准绳》篇目
第六册·大小腑门（泄泻滞下总论，泄泻，滞下，大小便不通，大便不通，闭癃遗尿总论，小便不通，淋，小便数，小便不禁，小便黄赤，遗精，赤白浊，前阴诸疾，疝，交肠，肠鸣，脱肛，谷道痒痛，痔）	卷之三·泄泻，肠鸣，痢，大便不通，大小便不通，小便不通，淋，小便数，遗尿小便不禁，小便黄赤，交肠； 卷之四·赤白浊，遗精，阴痿，阴缩阴纵，疝，脱肛，谷道痒痛
第七册·七窍门上（目）	无
第八册·七窍门下（耳，鼻，口，齿，唇，舌，面，颊腮，咽喉，四肢，筋，骨，肉，皮肤，髭发，腋，蛊毒，虫）	卷之三·面（颊车蹉），耳 卷之四·鼻，口，唇，齿，舌，咽喉，喑，皮毛须发肌肉筋骨四肢二阴 卷之二·虫，中毒

从表中可看出，《医碥》前四卷篇目所述病证，基本都能在《杂病证治准绳》上找到。其不同之处主要有以下三点：

（1）《医碥》独有的篇目

通过比较发现，《医碥》卷之一的"十八篇医论、伤风寒、春温、瘟疫病论"，卷之二的"火"和卷之三的"肺痿肺痈"为其独有的篇目，《杂病证治准绳》没有单列出。

虽然在《杂病证治准绳·诸伤门》下有备注"伤寒、伤风别为一书"，但其所指系《伤寒证治准绳》，该书是对张仲景《伤寒论》原文的综合分类整理，并附有后世各家论述。而《医碥》中的"伤风寒"篇目下何梦瑶自注"附鼻渊。有卒倒等症为中，无卒倒等症为伤，下各篇仿此"，并云"甚者遍传经络，已见《伤寒论》。此言其轻浅者，邪止犯皮毛"。可见该篇所论为风寒感冒轻症，并附鼻渊，与《杂病证治准绳》不同；"春温"篇附有温疟、风温、温毒、湿温证，与《杂病证治准绳》不同；卷之二的"火"

证也是何梦瑶在《医碥》中专门论述的，见解独到，体现何梦瑶对火热证的重视；卷之三"肺痿肺痈"，乃何梦瑶对《金匮要略·肺痿肺痈咳嗽上气病脉证治》中肺痿肺痈相关内容的逐句注解而成，并附有喻嘉言、景日昣的医论医方，《杂病证治准绳》咳嗽篇中附有肺痿肺胀，未言肺痈。

在这些独有篇目中何梦瑶创见尤多，通过文献回顾也可以发现后人对《医碥》的研究，亦重视其"十八篇医论"，论治火热、温病的学术特点等，但对其《肺痿肺痈篇》的关注不多。

（2）《杂病证治准绳》独有的篇目

从表中可以看出《杂病证治准绳》中的有些篇目，在《医碥》中没有，其中大部分篇目是做了同义转换，如第五册·诸风门的"瘛疭"，《医碥》改为"抽搐"；第六册·大小腑门的"前阴诸疾"，《医碥》改为"阴痿，阴缩阴纵"篇；或《杂病证治准绳》中分论的内容，而《医碥》统而论之，如第一册·诸伤门的"虚劳，传尸劳"，《医碥》合为"虚劳劳瘵"篇；"往来寒热，外热内寒外寒内热，上热下寒上寒下热"篇合为"寒热"篇。但《杂病证治准绳》第一册·诸中门的"五绝"，第三册·诸呕逆门中的"诸逆冲上"，第五册·诸风门的"疠风"，神志门的"循衣摸床、谵妄"，杂门的"身重"，第六册·大小腑门的"痔"，第七册·七窍门上"目"等篇章，何梦瑶并未辑录，其原因可能如下：

诸中门的"五绝"，主要论述"自缢、摧压、溺水死、魇魅、产乳"等突发危急事件下的急救方法。可能何梦瑶认为其内容不属于"诸中门"，故未予辑录。

诸呕逆门中的"诸逆冲上"，多用于表述病机；神志门的"循衣摸床、谵妄"、杂门的"身重"，多用于表述症状，一般不作病证名。

诸风门的"疠风"，在《医碥》中有两处涉及。一是《医碥·卷之一·血》："血随气行……浮见皮肤则为斑疹。而且湿盛而蒸为疠风，血干而化为痨蛊"；二是《医碥·卷之五·四诊·切脉·各脉主病》："浮大，为风热隐疹，……表邪盛、痫癫，（即疠风。风热久不散，郁而为湿，相蒸生虫，肌肉溃烂也）。"可能纳入血证、湿热证中论治，故不再单列。

大小腑门的"痔"，在《医碥》有四处涉及：卷之一"血"："肠风、脏毒、结阴，并血出肠中，与五痔之血出于漏孔者不同，亦与赤痢有异。"卷之二"虫"："一曰蛲虫，至细微，形如菜虫，居广肠中，能为痔漏、疮癞、疥癣等患。"卷之四"疝"："血涸不月，经后腰膝上热，足躄嗌干，癃闭，小腹有块或定或移，前阴突出，后阴痔核者，皆女子之疝"；卷之四"谷道痒痛"："多因湿热生虫，欲作痔瘘。"但并没有系统论述。按理痔疮为岭南地区的多发病，为何何梦瑶在《医碥》中没有专篇论述？可能是原书在流传过程中有所遗漏，也有可能因为《杂病证治准绳·大小腑门·痔》中有："丹溪专一凉血为主……若专服寒凉治火者，无不致祸……运气痔发皆属寒。经云：太阳之胜，痔疟发，治以苦热是也。则痔固有寒者矣，《本事》四方用桂附，乃其治乎"等语，与何梦瑶反对滥用桂附，针砭时弊的写作意图相左，故未述之，具体还有待进一步考证。

第七册·七窍门上"目"为眼科专篇，共涉及目痛、目赤、目肿、目痒、目翳等49种眼科病证，5万余字，完全可以称为一本眼科专书。可能因其内容过于繁多，对于力求简洁、"用以阶梯初学"又"锓板力绌"的何梦瑶而言，要纳入《医碥》体系中颇为不易，又《医碥·卷之五·四诊·察目》篇中有言及目黄、目赤、目痛等症可资参考，故而在前四卷中未辑录。

此外，《杂病证治准绳》第八册·七窍门下的"蛊毒"，有采择《西溪丛书》《夷坚志》等笔记中关于"南方盅毒之乡""广南挑生杀人"的言论，可能因为其内容描述与当时的岭南环境已不相符，故身为岭南医家的何梦瑶未予录入。不过《医碥·中毒》篇中所列解毒方药，涉及砒霜、巴豆、狼毒、藜芦等药毒，六畜，虫毒（蛊毒），岚瘴恶气等中毒的解毒法，方药主要来源于《类方证治准绳·蛊毒》，体现了其论治中毒急症，重在取其实用方药经验。

（3）《医碥》对《杂病证治准绳》病证的重编

《医碥》对《杂病证治准绳》中的部分病证进行了更合理的归类编排，如《医碥》将《准绳》第一册·诸伤门中的"伤饮食，伤劳倦，虚劳，传尸劳"等内伤脾胃病证，与"伤暑，伤湿，伤燥"等外伤六淫症分开，改与"嗳气，呃逆"等脾胃病证并列；寒热门中的"厥"被放入肢体类病证中；诸风门中的"眩晕"改入与"头痛"归类讨论；第五册·杂门中的"多卧不得卧、不得卧、多卧、怠惰嗜卧、嘈杂（胃神经症）"被合并到神志类疾病中讨论；"不能食"放入脾胃病证中；"喑"改与"咽喉"并论；第六册·大小腑门中的"泄泻滞下总论，泄泻，滞下，大小便不通，大便不通，闭癃遗尿总论，小便不通，淋，小便数，小便不禁，小便黄赤，交肠，肠鸣"等二便相关疾病，与"遗精，赤白浊，前阴诸疾，疝，脱肛，谷道痒痛，痔"等男科、妇科、肛肠科疾病被分开论述；第三册·诸呕逆门的"关格"被列于脾胃、二便疾病最末。但其将"嗳气、呃逆"列于卷之二，而把同属脾胃病证的"呕吐、反胃噎膈、霍乱"列于卷之三，也有些不妥。

2.《医碥》与《杂病证治准绳》篇章内容比较

荀铁军曾对《医碥》与《杂病证治准绳》进行比较，认为何梦瑶主要以《杂病证治准绳》《杂病证治类方》和《伤寒证治准绳》为参照，通过引用、简化、引申和借用《证治准绳》及其他医家的观点，并加入自己的理解心得来撰写《医碥》，篇章结构大多模仿《杂病证治准绳》，而大条目较《杂病证治准绳》宽泛。通过上文对两书篇目的比较，可以发现其观点基本正确，但《医碥》对《伤寒证治准绳》引用很少。荀铁军在比较时，把《医碥》对《杂病证治准绳》的引用主要分为：标注"准绳"直接引用、直接引用但未标注、对相关内容的改写及引申和对相关病案的相同引用等四类，侧重从史学角度探讨两者的渊源关系，而对何梦瑶引申发挥《杂病证治准绳》的特色之处有所忽视，本篇试在其分类基础上进行补充讨论。

（1）标注"准绳"引用类篇章

《医碥》前四卷通过标注"准绳"对《杂病证治准绳》的直接引用有18处，共14个条目，其中卷之一的"血"引用了3次；卷之二的"郁"和"虫"各引用了2次，"虚损痨瘵""痰"各引用1次；卷之三中的"黄疸""痉""霍乱""淋""头痛""胁肋痛"，卷之四的"咽喉""抽搐""脚气"各引用1次。

此类篇章中何梦瑶多有发挥，值得重视。如在《医碥·卷之一·血》中的3次引用都有发挥：论鼻衄，何梦瑶引用景日昣《嵩崖尊生》里的治法"不甚者，以水纸搭鼻衡，或以凉水拊项后即止。甚者犀角地黄汤，对症之药。又黄芩、白及各二两，水丸，治久衄，神效"，并注言："犀角下入肾，由肾脉上通鼻脑故也。胃衄者亦可用，以胃脉亦上入鼻也。故火郁阳明致衄者，无犀角以升麻代之，以升麻阳明药也"；论舌衄，认为《杂病证治准绳》所言"舌上无故忽出血线"，是因为"心、脾、肾诸经之火所致（三经脉皆及舌）"，又补充"肝壅则舌血上涌，服清肝之药（按：肝脉络于舌本）"；论溲血，认为《杂病证治准绳》"溲血、淋血、便血，三者虽前后阴不同，而受病则一"之说虽允，但妄行之血也可能"不与尿同出，乃从精窍出也。盖清道之血，上可从鼻出，下亦可从精窍出，多因色欲而成，牛膝四物汤。服诸药不效者，所溺之血成块、不得出而痛甚者，珀珠散甚效"，引用了《医宗金鉴·杂病心法要诀》的牛膝四物汤和珀珠散，补充了《杂病证治准绳》的不足。

又如《医碥·卷之二·郁》："《准绳》谓：燥金收涩，收涩则伤其分布之政，不惟生气不得升，即收气亦不得降（不升属肝郁，不降属肺郁）……又燥为火化，《易》曰：燥万物者，莫熯于火。是燥之致郁，无非火热之气所为也……《准绳》谓郁多在中焦，盖不论何脏腑郁结，皆关中土也。又谓用药兼升降，盖欲升必先降之而后得升也；欲降之，必先升之而后得降也。越鞠之苍术，足阳明药也，气味雄壮辛烈，开发水谷气，上升之力多；香附阴血中快气药也，下气之功多。一升一降，互用也。"把王肯堂、刘河间、朱丹溪论治郁证的观点熔于一炉，并提出"百病皆生于郁，与凡病皆属火，及风为百病之长，三句总只一理。盖郁未有不为火者也，火未有不由郁者也，而郁而不舒则皆肝木之病矣"的观点。其他篇目也多有创新，限于篇幅，在此不一一列举。

（2）直接引用而未标注类篇章

荀铁军认为《医碥》对《杂病证治准绳》直接引用而未标注的篇目共19处，包括《医碥·卷之一·血》的"耳衄""九窍出血""溲血""舌衄"等小节，"潮热""寒热""诸中总论""中寒""中暑""中湿""中食""中恶"等篇目，卷之二"伤燥""喘哮"，卷之三"臂痛""身体痛"，卷之四"齿""谷道痒痛""悲"等。但需注意到，《医碥》前四卷的编写，是以《杂病证治准绳》为蓝本而做的一种归纳提炼和发挥创新。所以其对《杂病证治准绳》直接引用而未标注的篇章颇多，基本上篇名相同者都有此类引用，试以《医碥·卷之一》为例。

《医碥·卷之一》共列病证14类，荀铁军未提及的"气""发热""恶寒""中风"和"中气"等5篇病证也涉及此类引用。如《医碥·卷之一·气》上半篇言气之生理，颇有创见，下半篇中的"气之病证""气之治法"则参考了《杂病证治准绳·第二册·诸气门·诸气》；《医碥·卷之一·发热》上半篇言发热之理，分为气乖、气郁两端，而下半篇中言"热分脏腑、经络、三焦、昼夜"等则参考《杂病证治准绳·第一册·寒热门·发热》；《医碥·卷之一·恶寒》上半篇述外感恶寒，下半篇论内伤恶寒，其中"阳衰表虚"一节参考《杂病证治准绳·第一册·诸中门·恶寒》的"寒痹"，"阳气郁陷"及篇末的"昼夜之分"则参考《杂病证治准绳·第一册·诸中门·恶寒》的篇首论述内容，但何梦瑶删去了《杂病证治准绳·恶寒》篇中的运气学说内容，直接把恶寒当成一类临床症状来论述，重在阐发其临床机理和诊断方法；《医碥·卷之一·中风》先从外风、内风的角度引诸家之说论中风之理，较《杂病证治准绳》系统，但后半篇何梦瑶将中风分为"内伤兼外风证"和"内风证"论治，则多取法于《杂病证治准绳》，其病证分析和症状编排归类较《杂病证治准绳》更为清晰。《医碥·卷之一·中气》，则是对《杂病证治准绳·第一册·诸中门·中气》的注解和补充发挥。

依上可知，《医碥》与《杂病证治准绳》相同篇目的篇章中，基本都参考了《杂病证治准绳》的内容，只是引用和发挥的内容所占比例不同。从中又可看出，何梦瑶论述病证十分重视阐明医理，基本都是先阐发病证发生机理，言其所以然，再谈及其诊治方法，而其逻辑思维和表达能力较《证治准绳》似更胜一筹，在病证的分类和编排结构上也更加清晰。其在《医碥·凡例》中言："论证须明其所以然，则所当然者不言而喻。兹集务穷其源，故论证详而系方略。"又云："论中所引古人成说，欲令读者易晓，不无修饰之处，即非古人原文，故多不著其名氏，非掠美也，谅之。"通过以上分析论证，其说法是符合事实的。

（3）对相关内容的改写及引申类篇章

荀铁军认为，此类篇目包括《医碥·卷之一》"血"篇的"咳嗽血""齿衄"节、"中气"篇，卷之二的"破伤风"，卷之三的"交肠"，卷之四的"疝"和"脱肛"等7处；通过上文分析，可以发现在《医碥》引用《杂病证治准绳》观点时多有改写和引申，只是这7处在改写引申上更为明显。

（4）对相关病案的相同引用类篇章

在《杂病证治准绳》中，王肯堂引用大量医案来说理论证，但《医碥》中所引医案并不多，有引用者也多简化，这可能与其"锓板力绌"有关，也可能是为了说理连贯性。也正由于此，其所引用的医案多是精选的，更具有临床参考价值。荀铁军认为《医碥》对《杂病证治准绳》相关病案的相同引用，有《医碥·卷之二·虫》中的"毛景、杨勔等人虫病群案"、《医碥·卷之三·痿》"李东垣治粘合公案"和《卷之四·颤振》"张子和治马叟案"。经笔者整理发现，除以上3处外，还有《医碥·卷之一·寒热》的"罗谦甫治上热下寒二案"、《医碥·卷之一·中风》"许胤宗治王太后中风案"和《医碥·卷之二·呃逆》"丹溪治呃逆二案"等，也引自《杂病证治准绳》。

《医碥》中也有些医案不是出自《杂病证治准绳》。如《医碥·卷之一·发热》"薛立斋治一老人阴虚发热案"，见于薛己《内科摘要·卷上·肾虚火不归经发热等症》；《医碥·卷之一·中风》"薛立斋治妇人内风案"，见于《医贯·卷之二·主客辨疑·中风论》；《医碥·卷之二·伤饮食》"喻嘉言治钱小鲁伤酒案"，出自喻嘉言《寓意草·论钱小鲁嗜酒积热之证》；《医碥·卷之三·伤饮食》"张子和治一妇水肿案"，见于《儒门事亲·卷六·湿形·水肿》。

（二）《医碥》与《类方证治准绳》的比较

《类方证治准绳》即《杂病证治类方》，系《杂病证治准绳》的方药集，卷次、篇目顺序与其全同，共载方2900余首（600余首无名方不计在内）。据《医碥·凡例》"诸方多从《准绳》录入，按门索之"可知《医碥》后两卷《诸方》中的方药，多来源于《类方证治准绳》。通过对二者的比较，可发现《医碥》对《类方证治准绳》的取舍，亦能发现何梦瑶通过其他途径获得或自创的方剂，有利于加深理解其学术思想。

靳士英等曾报导有人统计《医碥·诸方》共968首，有出处者718首

（74.69%），出自 93 部医书，以《太平惠民和剂局方》《证治准绳》《医宗金鉴》和金元四家医书为主；未查到出处者 250 首（26.31%），推断这 250 首可能为何梦瑶所创，并附有"《医碥》中推断为何梦瑶所创的方剂表"。但经笔者研究发现，其所引用的"方剂表"中许多方剂亦见于《类方证治准绳》，如一字散、一醉膏、一粒金丹等，可能是该统计者忽视了《医碥·诸方》与《类方证治准绳》的紧密关系，所以结果存在偏差。因此笔者对《医碥·诸方》的来源进行了重新梳理，重点与《类方证治准绳》进行比较，以理清其方药渊源。

据笔者考证，《医碥》前四卷共论述病证 108 种，其中，"中食、破伤风、短气少气、嗳气、欠嚏、火、中毒、小便黄赤、交肠、背脊强痛、挛、阴缩阴纵、谷道痒痛、怒、太息、悲、嘈杂、多卧"等 18 种病证，未在卷六、卷七的《诸方》中列方；其余 90 种病证共载方 972 首（不包括 8 首无名方），在《医碥·卷六·诸方上》的卷末有"补遗"一篇，记载了"泻青丸"和"清上散"2 个方。"泻青丸"在《医碥》卷之一"发热"、卷之三"痉"和"头痛"中有出现，"清上散"在《医碥》前四卷中则没有记载，但两方均见于《类方证治准绳·头痛》篇，"清上散"《准绳》作"祛风清上散"。通过方剂比较，并结合两书相关医论比较后，发现《医碥·诸方》的绝大多数方剂，都能在《类方证治准绳》中找到。现将具体梳理情况分述如下：

1.《医碥》中引自《类方证治准绳》的方剂

《医碥·诸方》972 首方剂中，引自《类方证治准绳》相应篇章的共有 834 首，占 85.80%。其中，762 首在方名和方剂内容上基本与《类方证治准绳》相应篇目中的方药一致；72 首方剂的方名与《类方证治准绳》不同，但内容基本相同。此外，尚有 10 首方剂可在《证治准绳》全书中找到痕迹，可能也引自《证治准绳》，其中，4 首见于《女科证治准绳》，1 首见于《幼科证治准绳》，5 首在《证治准绳》中仅有方名而无内容，分别列表如下。

表 2 《医碥·诸方》与《类方证治准绳》异名同方的方剂汇总表（共 72 首）

《医碥·诸方》病证篇目	《医碥·诸方》方剂	《类方证治准绳》对应方剂
卷之六·气	分心气饮	分心气饮真方
卷之六·发热	黄连泻心汤	泻心汤（钱氏）
卷之六·发热	苍术白虎汤	白虎加苍术汤
卷之六·发热	柴胡升麻汤	柴胡升阳汤（东垣）
卷之六·诸中	苏和香丸	苏合香丸
卷之六·诸中	三生饮	《易简》三生饮
卷之六·中风	黄芪五物汤	黄芪桂枝五物汤
卷之六·中风	愈风汤	羌活愈风汤
卷之六·中风	转舌膏	加味转舌膏
卷之六·中寒	理中汤	理中丸
卷之六·疟疾	柴胡姜桂汤	柴胡桂姜汤《金匮要略》
卷之六·疟疾	嘉禾散	谷神嘉禾散《太平惠民合剂局方》
卷之六·咳嗽	紫菀饮	紫菀散
卷之六·喘哮	葶苈大枣汤	葶苈大枣泻肺汤
卷之六·呃逆	陈皮竹茹汤	橘皮竹茹汤
卷之六·伤饮食	备急丸	备急丹
卷之六·伤饮食	养胃汤	人参养胃汤
卷之六·劳倦	升阳散火汤	柴胡升麻汤
卷之六·虚损	十全大补汤	十全大补散
卷之六·虚损	百劳丸	[仲景]百劳丸方
卷之六·郁	逍遥散	《易简》逍遥散

续表

《医碥·诸方》病证篇目	《医碥·诸方》方剂	《类方证治准绳》对应方剂
卷之六·痰	《局方》桔梗汤	桔梗汤《和剂》
卷之六·痰	妙应丸	控涎丹
卷之六·痰	五套丸	丁香五套丸方
卷之六·痞满	橘皮枳实生姜汤	橘枳生姜汤
卷之六·积聚	二肾散	二贤散
卷之六·肿胀	五皮饮	五皮散
卷之六·肿胀	濬川散	大圣浚川散
卷之六·肿胀	舟车丸	舟车神祐丸
卷之六·肿胀	枳实白术汤	枳术汤
卷之六·肿胀	茯苓导水汤	导水茯苓汤
卷之六·肿胀	寒胀中满分消汤	中满分消汤
卷之六·肿胀	热胀中满分消丸	中满分消丸
卷之六·肿胀	人参归芎汤	人参芎归汤
卷之六·肿胀	人参大黄汤（人参丸）	人参丸
卷之六·黄疸	茵陈蒿汤	茵陈汤
卷之六·黄疸	硝石矾石散	硝石散
卷之六·黄疸	《宝鉴》茵陈栀子汤	茯苓茵陈栀子汤
卷之六·黄疸	霍脾饮	藿枇饮
卷之六·消渴	黄连猪肚丸	猪肚丸
卷之六·消渴	黄芪饮	黄芪汤
卷之六·消渴	干葛饮	干葛汤
卷之七·痉	栝蒌桂枝汤	瓜蒌桂枝汤

《医碥·诸方》病证篇目	《医碥·诸方》方剂	《类方证治准绳》对应方剂
卷之七·痉	桂枝加葛根汤	桂枝葛根汤
卷之七·汗	益胃散	安胃汤
卷之七·霍乱	小麦门冬汤	麦门冬汤《良方》
卷之七·霍乱	建中加柴胡木瓜汤	建中加木瓜柴胡汤
卷之七·痢	断下汤	《易简》断下汤
卷之七·痢	养脏汤	[纯阳真人] 养脏汤
卷之七·小便不通	栝蒌瞿麦丸	瓜蒌瞿麦丸
卷之七·遗尿不禁	韭子丸	家韭子丸
卷之七·头痛	红豆搐鼻散	红豆散
卷之七·眩晕	三五七散	《济生》三五七散
卷之七·眩晕	正元饮	正元散
卷之七·胁肋痛	补肝汤	补肝散（滑氏）
卷之七·臂痛	舒筋汤	舒经汤
卷之七·耳	《本事》地黄汤	地黄汤《本事》
卷之七·耳	黍粘子汤	鼠粘子汤
卷之七·鼻	宣脑散	神效宣脑散
卷之七·颤振	补心丸	秘方补心丸
卷之七·颤振	定振丸	秘方定振丸
卷之七·遗精	固本丸	固本锁精丸
卷之七·遗精	凤髓丹	大凤髓丹
卷之七·遗精	封髓丹	正凤髓丹

续表

《医碥·诸方》病证篇目	《医碥·诸方》方剂	《类方证治准绳》对应方剂
卷之七·疝	乌桂汤	乌头桂枝汤
卷之七·疝	羊肉汤	当归生姜羊肉汤
卷之七·疝	喝起汤	喝起丸
卷之七·疝	木香神效散	木香楝子散
卷之七·健忘	茯苓汤	加味茯苓汤
卷之七·不得卧	酸枣仁汤	酸枣汤
卷之七·狂癫痫	寿星丸	琥珀寿星丸
卷之七·狂癫痫	天门冬地黄膏	天门冬煎

由上表可知，《医碥·诸方》与《类方证治准绳》异名同方的 72 首方剂方名大多是在备注方源、药物通用名称和剂型书写上有小差异，也有些方剂是本来就有不同名称的，如"妙应丸"和"控涎丹"、"人参大黄汤"和"人参丸"等。也有些可能是刊刻、点校产生的错误，如"二肾散"（橘红、甘草、盐）当作"二贤散"，"霍脾饮"（霍香叶、枇杷叶、桑白皮、陈皮、干葛、白茯苓、枳棋子）当作"藿枇饮"。

表 3　《医碥·诸方》中可能引自《杂病证治准绳》的方剂汇总表（10 首）

《医碥》篇目	《医碥》方名	《医碥》方药组成	《杂病证治准绳》对应篇目
卷之六·寒热	黄芪丸	黄芪　鳖甲　当归（各一两）桂心　白芍　续断　川芎　牛膝　苁蓉　沉香　柏子仁　枳壳（各六钱半）五味子　熟地（各半两）	《女科证治准绳·往来寒热》

《医碥》篇目	《医碥》方名	《医碥》方药组成	《杂病证治准绳》对应篇目
卷之六·中风	白薇汤	白薇 当归（各六钱） 人参（三钱） 甘草（一钱半）	《女科证治准绳·飞尸血厥》
卷之六·中风	仓公散	瓜蒂 藜芦 白矾 雄黄 各等分	同上
卷之六·中恶	太乙神精丹	雄黄（油煎七日） 雌黄 朱砂（光莹者） 磁石 曾青（各一两） 金牙石（六钱）	同上
卷之六·虚损	保元汤	人参（二钱） 黄芪（三钱） 炙甘草（一钱）	《幼科证治准绳·痘疮》参芪饮（即保元汤）
卷之六·中风	清心汤	连翘（四两） 大黄（酒浸） 芒硝 甘草（各二两） 栀子（炒黑） 黄芩（酒炒） 薄荷（各一两） 黄连（八钱） 麦冬（去心，五钱）	《杂病证治准绳·中风》有名无方，出自《宣明论方》
卷之六·疟疾	截疟七宝饮	常山（酒炒） 草果（煨） 槟榔 青皮 厚朴 陈皮 甘草（各等分）	《女科证治准绳·疟》有名无方，出自《太平惠民和剂局方》
卷之六·咳嗽	一味百部膏	百部根二十斤，捣取汁，煎如饴，加蜜二斤，服方寸匕，日三	《类方证治准绳·咳嗽》有名无方，出自《备急千金要方》

续表

《医碥》篇目	《医碥》方名	《医碥》方药组成	《杂病证治准绳》对应篇目
卷之七·遗精	交感汤	茯神四两，香附一斤，蜜丸，弹子大，名交感丹。若用此方加甘草少许，为末，热汤调服，则名交感汤	《类方证治准绳·遗精》有名无方，出自《洪氏集验方》
卷之七·遗精	黄柏丸	川黄柏（炒褐色）水丸	同上，有名无方，未知出处

除以上 844 首方剂在《证治准绳》中有相关记载外，《医碥·诸方》中尚有 128 首（占 13.17%）方剂未见于《证治准绳》。通过仔细核对方名、方药组成及相关原文，发现其中引用景日昣《嵩厓尊生》中相应篇章的方剂最多，共 45 首；其次是引用《医宗金鉴》中的相应方剂 35 首；其余有 43 首来自《伤寒论》《金匮要略》《太平惠民和剂局方》《丹溪心法附余》《寿世保元》等书中。尚有 5 首方剂未见出处，基本确定是何梦瑶所创。现分述如下。

2.《医碥》中引自《嵩厓尊生》的方剂

据笔者考证，《医碥·诸方》至少有 45 首方引自景日昣《嵩厓尊生》，具体见下表。其中有些方名稍异，在"（）"内标示。

表 4 《医碥·诸方》中引自《嵩厓尊生》的方剂汇总表（45 首）

《医碥》篇目	《医碥》方名	《嵩厓尊生》对应篇目
卷之六·咳嗽	消风宁嗽汤	卷之七·中身部上·肺分·咳嗽备用诸方
卷之六·咳嗽	滋阴清化丸	同上
卷之六·喘哮	桔枳二陈汤	卷之七·中身部上·肺分·哮喘备用诸方（枳桔二陈汤）

《医碥》篇目	《医碥》方名	《嵩厓尊生》对应篇目
卷之六·喘哮	神仙住喘汤	同上
卷之七·痹	行气开痹饮	卷十二·周身部下·皮肤分·痹症论
卷之七·痹	立效散	卷之十·周身部（上）·痛风备用诸方
卷之七·汗	防风汤	卷之八·中身部中·心分·诸汗备用方
卷之七·汗	漏风汤	同上
卷之七·呕吐	平木汤	卷之九·中身部下·脾胃分·吞酸吐酸病论
卷之七·呕吐	黄连汤	同上
卷之七·泄泻	止泻汤	卷之九·中身部下·脾胃分·泄泻病论
卷之七·痢	升消散	卷之九·中身部下·脾胃分·痢疾备用诸方（升阳散）
卷之七·腹痛	威灵散	卷十三·下身部·腰胯分·小腹痛论
卷之七·耳	柴胡清肝饮	卷之六·上身部·耳分备用诸方（柴胡清肝汤）
卷之七·口	生津方	卷之六·上身部·口分备用诸方（生津液方）
卷之七·口	赴筵散	同上
卷之七·口	滋阴四物汤	同上
卷之七·口	冰硼散	同上
卷之七·口	口疳药	同上（口疳良方）
卷之七·齿	羊胫散	卷之六·上身部·口分备用诸方（贴牙羊胫散）
卷之七·齿	芦荟消疳饮	同上
卷之七·齿	人中白散	同上
卷之七·齿	清阳散火汤	同上（清阳散）
卷之七·舌	花粉散	卷之六·上身部·口分备用诸方

《医碥》篇目	《医碥》方名	《嵩厓尊生》对应篇目
卷之七·舌	泻心汤	同上
卷之七·咽喉	金丹	卷之六·上身部·咽喉分备用诸方
卷之七·咽喉	碧丹	同上
卷之七·咽喉	玄丹	同上
卷之七·咽喉	喉痹饮	同上
卷之七·咽喉	清灵膏	同上
卷之七·咽喉	甘桔射干汤	同上
卷之七·咽喉	木香四七丸	同上
卷之七·咽喉	玉丹	同上
卷之七·咽喉	雪梅丹	同上
卷之七·喑	蛤蚧丸	卷之六·上身部·音声分·音声诸病分方
卷之七·皮毛须发肌肉筋骨四肢二阴	八仙汤	卷十二·周身部下·皮肤分·麻木备用诸方
卷之七·厥	蒲黄汤	卷之七·中身部上·厥病分·手足厥诸病论（无名方）
卷之七·赤白浊	清浊饮	卷十三·下身部·前阴分·赤白浊
卷之七·赤白浊	便浊饮	同上
卷之七·遗精	金樱丸	卷十三·下身部·前阴分·遗精备用诸方
卷之七·疝	茴神散	卷十三·下身部·腰胯分·疝气备用诸方（如神散）
卷之七·疝	七治金铃丸	同上（七制金铃丸）

《医碥》篇目	《医碥》方名	《嵩厓尊生》对应篇目
卷之七·惊	黄连安神丸	卷之八·中身部中·心分·惊悸怔忡备用诸方（安神丸）
卷之七·健忘	安神定志丸	卷之八·中身部中·心分·健忘备用诸方
卷之七·狂癫痫	五痫通明丸	卷之九·中身部（下）·痫症备用诸方

从上表可以看出，何梦瑶《医碥·诸方》对《嵩厓尊生》的方剂引用主要集中在"七窍门"中（共23首），但何梦瑶对《嵩厓尊生》的引用并不局限于后两卷的《诸方》中，在前四卷病证论治部分对该书也多有引用。其中，以标注"嵩厓"的形式引用《嵩厓尊生》医论的在《医碥》中共见3处：一是《医碥·卷之一·血·鼻衄》："嵩厓云：不甚者，以水纸搭鼻衡，或以凉水拊项后即止。甚者犀角地黄汤，对症之药。又黄芩、白及各二两，水丸，治久衄，神效。"；二是《医碥·卷之一·寒热》："《嵩厓尊生书》用炒栀二钱半，瞿麦五分，（二物沉降，引上寒入下焦，则下焦之热得和）炙草三分，葱白三根，姜三片，（姜、葱发散，推下热上行，以解上焦之寒）煎服"；三是《医碥·卷之三·痿》："嵩崖谓：风药及香燥温补之剂，断不可用，童便一味最妙。清燥汤用黄连、黄柏、麦冬、五味、生地、当归，以清金滋水养血，人参、黄芪、甘草以补肺气。有湿用二术、二苓、泽泻，湿在下部者加升、柴（升提以利之）。"

其以标注"尊生"的形式引用《嵩厓尊生》内容的有两处，都是大篇幅引用的，故全录如下：

第一处见于《医碥·卷之三·肺痿肺痈》：

《尊生》肺痿，举肺汤：桔梗、甘草、竹茹、天冬、麦冬、阿胶、沙参、百合、贝母。肺痈，手掌皮粗，气急颧红，脉数鼻扇，不能饮食，不治。肺痈，清金饮：刺蒺藜、薏苡仁、橘叶、黄芩、天花粉、牛蒡、贝母、桑皮、桔梗。咳吐稠痰，胸胀喘急，发热。玄参清肺饮：玄参、柴胡、陈皮、桔梗、茯苓、地骨皮、麦冬、薏苡仁、甘草、槟榔，煎成入童便一盏服。重者不能卧，宁肺桔梗汤：桔梗、贝母、当归、瓜蒌仁、黄芪、枳壳、甘草节、桑白、防己、百合、薏苡仁、五味子、甜葶苈、地骨皮、知母、杏仁。身热加柴胡，便秘加熟大黄。勿论已成未成，通用金鲤汤：鲤鱼一个，（重四两，去肠，勿经水）贝母（末二钱）入鱼腹内，线缝，童便一碗浸，重汤煮至鱼眼出为度，去鳞骨，净肉仍浸童便内顿热，连便服之，日三次，效速。已吐脓后，排脓散：黄芪、白芷、五味子、人参各等分。

该篇对《嵩厓尊生·卷之七·中身部上·肺分》中论述肺痿、肺痈的6首方剂皆予以引用，其中"金鲤汤"原无方名，为何梦瑶所加，这6首方剂并未载于《医碥·诸方》。

第二处见于《医碥·卷之四·疝·治法》：

《尊生书》谓：治法断不宜补，姜、橘同煎补肝，细辛闭肝气，必禁（虚亦须补，此太泥）。疝脉必弦急，忌微弱。亦有夹虚者，脉虽沉紧，必豁大无力，其痛亦轻，但重坠牵引耳，人参、牛膝可用。余皆作实治，破疝汤主之，木香、玄胡、橘核、荔枝核、茴香、川楝子、没药、地肤子、青皮，马鞭草根煮汁煎。寒疝，加吴茱萸、附子、肉桂。亦有睾丸升上入腹者，加飞盐、沉香。或用鸡鹅蛋壳烧灰，空心酒下三钱，二服压至故所。亦有胁旁动气，横入阴处，响声如蛙，坠下，照前方去飞盐、沉香。水疝有一丸渐小，竟消尽成独丸者，沉沉牵小腹作痛，水疝汤：白茯苓、草薢、泽泻、石斛、车前子各二钱，临卧及五更各一服。外用带须葱一大把，煎汤洗睾丸，频添热汤，以手挪之，即在汤内撒尿，其病易去。若囊破水流，灶心土掺之。狐疝昼病夜安，气病血不病也，不宜辛香流气之剂，补中益气汤加知母、黄柏、虎骨治之。血疝睾丸偏大，宜和血，四物加桃仁、玄胡、橘核，于夜分时，一手托下，一手按上，由轻至重，丸弄百回，弥月瘀血尽散。筋疝茎筋挈痛，得之房术者，宜解毒缓急，甘草梢、黑豆、五倍同煎服。癫疝，五苓散加葱白、茴香、盐。若丸肿如斗，不痒不痛者，得之有生之初，无治法。又有木肾，顽痹硬大，或痛或不痛者是也，由寒冷凝滞，当温散，破疝汤加海藻、昆布、川椒、附子。外用艾炒热裹丸，冷则频换。疝由小肠经得者，旧名小肠气，又名横弦、竖弦，绕脐走注，小腹刺痛，喝起汤、救痛散。由膀胱经得者，旧名膀胱气，毛际上小腹作痛，五苓散加川楝子。形如瓜，声如蛙，木香神效散。偏坠，不拘左右，川楝、木香、茴香、苍术、石菖蒲为丸，每服三钱，空心盐汤下，安卧片时，微汗既止。左边痛不可忍，茹神散。外肾胀大，麻木痛硬，七治金铃丸。偏坠药不愈，用蓖麻子每岁一个，研烂贴顶门，以绳缚两足中指，合缝处艾如麦粒大灸七壮，即时上去，随去蓖麻。肛门、阴囊、肾茎痒甚，抓破好了又痒，人言熬醋洗立愈。外有发热，忽生痄腮，痄腮愈睾丸胀者，耳后属胆，胆受风热生痄腮，移热于肝故睾丸肿，加味逍遥入防风、荆芥、青皮。

该部分内容几乎是对《嵩厓尊生·卷十三·下身部·腰胯分》中的"疝气病论""似疝非疝辨"和"疝气备用诸方"的全文辑录，引用了10余种方法，但在行文上进行了归纳处理，使其更加流畅。其所引用方剂中，破疝汤和水疝汤亦未载于《医碥·诸方》，可见《医碥》全书对《嵩厓尊生》方剂的引用当不止《医碥·诸方》中的45首，也由此可见何梦瑶对《嵩厓尊生》的重视。据笔者考证，这可能与该书作者景日昣的人生经历有很大关系。

景日昣（1661—1733），字冬旸（一作东阳），号嵩崖（一作嵩厓），河南登封人，少时曾因母病而习医行医。康熙三十年（1691）中进士后，先任广东高要县知县，至康熙四十二年（1703）升任监察御史，后又不断升任，官至礼部尚书，而且曾做过乾隆皇帝的老师，名重一时，被尊为中岳嵩山一代名儒。景日昣在广东高要任职期间，以善政闻，深受百姓爱戴。《嵩厓尊生》一书即在该时期完成，卷首有景日昣康熙丙子年（1696）自序和肇庆副总兵事吴联于康熙庚辰年（1700）在肇庆所写的序言可证。

景日昣精通易理，强调医易同源，《嵩厓尊生》全书15卷，卷一气机部，论五运六气；卷二诊视部，论诊法；卷三药性部，简介200余味药物性能；卷四论治部，论述用药服药法；卷五病机部，以歌赋形式论述92种病证病机，并附《素问》病机十九条；卷六至卷十三按身体部位和生理归属分为上、中、周身和下身部，分述各类病证治法方药；卷十四妇人部论治妇科病证；卷十五幼部论治儿科病证。全书内容深入浅出，既有深奥难懂的运气理论，也有简洁明了的方药论述，一经刊刻就广为流传，多次重刊。《中国中医古籍总目》记载其版本达27种之多。或因何梦瑶为康乾时期的广东南海人，比景日昣稍晚，南海又紧邻高要县，景氏之名、之学、之书很容易传播到南海，再加上两人皆是由儒入医，融医儒于一身，志趣相同，在"天时地利人和"各种有利因素的作用下，何梦瑶可能年少时就研读了《嵩厓尊生》，并深受其影响。所以其"爱取少日所诵岐黄家言"，撰写《医碥》时，就把《嵩厓尊生》作为一本重要参考书，而这一点目前尚未引起学界的重视。

需要注意的是，《医碥》主要吸纳了《嵩厓尊生》中的方药论治内容，而对书中的运气学说部分并未辑录。《医碥·卷之一·运气说》有言："运气之说，拘牵不通，固为有识者所不信……取其大者，略其烦碎，弃其纰谬，而实物理验于人身，是在善读书者耳。"说明了何梦瑶对运气学说"取其大者，略其烦碎"的态度与景日昣"医易同源"、精究五运六气的主张不同，也体现了何梦瑶在医学研究中逐渐形成了注重实践、不欲玄谈的风格。

3.《医碥》中引自《医宗金鉴》的方剂

《医碥》引用《医宗金鉴》的学术观点有多处，《医碥·诸方》中亦引用《医宗金鉴》的方剂 35 首，部分方剂方名稍异，备注"（ ）"中，具体见下表。

表 5 《医碥·诸方》中引自《医宗金鉴》的方剂汇总表（35 首）

《医碥》篇目	《医碥》方名	《医宗金鉴》对应篇目
卷之六·血	牛膝四物汤	卷四十·杂病心法要诀·失血总括
卷之六·血	珀珠散	同上
卷之六·瘟疫	二圣救苦丹	卷三十八·伤寒心法要诀·伤寒附法（引东垣方）
卷之六·疟疾	小柴胡加桂枝汤	卷四十二·杂病心法要诀·疟疾总括
卷之六·疟疾	柴平汤	卷五十三·幼科杂病心法要诀·疟疾门
卷之六·虚损	地骨皮饮	卷六十二·外科心法要诀·溃疡主治类方
卷之六·虚损	知柏地黄丸	卷四十·杂病心法要诀·虚劳治法（知柏地黄汤）
卷之六·虚损	补肝汤	卷四十·杂病心法要诀·虚劳总括
卷之六·虚损	救肺饮	同上（加味救肺饮）
卷之六·虚损	传尸将军丸	卷四十·杂病心法要诀·痨瘵治法
卷之六·虚损	大黄青蒿煎	卷四十·杂病心法要诀·痨瘵总括
卷之六·肿胀	厚朴散	卷四十一·杂病心法要诀·胀满水肿死证
卷之七·痹	三痹汤	卷三十九·杂病心法要诀·痹入脏腑证
卷之七·痹	黄芪益气汤	同上
卷之七·汗	酸枣仁汤	卷四十·杂病心法要诀·自汗盗汗总括

《医碥》篇目	《医碥》方名	《医宗金鉴》对应篇目
卷之七·泄泻	泻心导赤散	卷四十二·杂病心法要诀·泄泻死证
卷之七·鼻	清肺饮	卷六十五·外科心法要诀·鼻部
卷之七·口	柳花散	卷六十五·外科心法要诀·口部
卷之七·唇	栀子金花汤	卷四十三·杂病心法要诀·口舌证治
卷之七·齿	芫荑消疳汤	卷四十三·杂病心法要诀·牙齿口舌总括
卷之七·咽喉	清咽利膈汤	卷六十六·外科心法要诀·喉部
卷之七·咽喉	桐油饯	同上
卷之七·咽喉	益气清金汤	同上
卷之七·咽喉	消瘤碧玉散	同上
卷之七·咽喉	八宝珍珠散	同上
卷之七·咽喉	广笔鼠粘汤	同上
卷之七·咽喉	矾精散	同上
卷之七·喑	七珍散	卷四十八·妇科心法要诀·产后门汇方
卷之七·疝	当归温疝汤	卷四十三·杂病心法要诀·诸疝治法
卷之七·疝	十味苍柏散	同上
卷之七·疝	茴楝五苓散	同上
卷之七·疝	大黄皂刺汤	同上
卷之七·疝	夺命汤	同上
卷之七·疝	青木香丸	同上
卷之七·疝	茴香楝实丸	同上

《医宗金鉴》是清代官方颁布的一部医学丛书，由清太医院使吴谦主持编纂，成书于乾隆七年（1742），而何梦瑶是在1751年刊刻《医碥》的。其云该书是"爰取少日所诵岐黄家言"，又云"是集宦游所作，自粤西而辽左，十余年来，风鹢烟江，霜轮沙碛，偶有所得，随付小史录之"，可见《医宗金鉴》当不是他年少时所诵读的"岐黄家言"，而是其在宦游粤辽时（很可能是1745年升任辽阳后）所研读的。尽管其阅读《医宗金鉴》的时间较晚，但在《医碥》中已见到其对该书的大量引用，仅以标注"金鉴"的方式引用《医宗金鉴》就达9处。后来，何梦瑶在辑录《三科辑要》一书时，更是对《医宗金鉴》中妇科、儿科的内容大量引用，笔者曾撰文探讨《三科辑要》的学术渊源和特点，并进一步研究，认为《三科辑要》实以《医宗金鉴》卷四十四至卷六十的《妇科心法要诀》《幼科杂病心法要诀》《痘疹心法要诀》和《幼科种痘心法要诀》为蓝本而辑成，间有参考《医宗金鉴·外科心法要诀·婴儿部》，但整体篇幅和字数较《医宗金鉴》大幅减少。其主要通过删减歌诀和插图、重新编排医论医方、精简和合并相关论述等方式对《医宗金鉴》归纳提炼，并引用了张从正、王肯堂、张景岳、喻嘉言、亟斋居士（著有《达生编》）等医家的观点，并对《医宗金鉴》的部分观点予以补充发挥，十分有利于《医宗金鉴》相关学术思想在岭南地区的传播。

4.《医碥》中引自其他医书的方剂

《医碥·诸方》除引用《证治准绳》《嵩厓尊生》和《医宗金鉴》的方剂外，还有43首来源于其他医书，见下表。

表6　《医碥》中引自其他医书的方剂汇总表（43首）

《医碥》篇目	《医碥》方名	方剂相应出处
卷之六·血	五阴煎	《景岳全书》

《医碥》篇目	《医碥》方名	方剂相应出处
卷之六·血	五福饮	《景岳全书》
卷之六·血	花蕊石散	《太平惠民和剂局方》
卷之六·伤风	川芎茶调散	《太平惠民和剂局方》
卷之六·破伤风	羌活汤	《仁斋直指方论（附补遗）》
卷之六·伤湿	春泽汤	《世医得效方》
卷之六·伤燥	清燥救肺汤	《医门法律》
卷之六·春温	双解散	《宣明论方》
卷之六·疟疾	四物柴胡苦楝附子汤	《医碥》自注引张元素方
卷之六·疟疾	桂枝加当归芍药汤	《此事难知》
卷之六·疟疾	柴苓汤	《丹溪心法附余》
卷之六·疟疾	疟母丸	《丹溪心法附余》
卷之六·疟疾	常山饮	《太平惠民和剂局方》
卷之六·咳嗽	泽漆汤	《金匮要略》
卷之六·咳嗽	透罗丹	《丹溪心法附余》
卷之六·咳嗽	桑枝煎	《医碥》自注引《近效方》
卷之六·喘哮	五虎汤	《仁斋直指方论（附补遗）》
卷之六·痰	清心滚痰丸	《寿世保元》
卷之六·痰	小半夏汤	《金匮要略》
卷之六·痰	甘遂半夏汤	《金匮要略》
卷之六·痰	己椒苈黄丸	《金匮要略》
卷之六·积聚	秘方化滞丸	《丹溪心法附余》
卷之六·积聚	通经散	《儒门事亲》

《医碥》篇目	《医碥》方名	方剂相应出处
卷之六·积聚	霞天膏	《韩氏医通》
卷之六·肿胀	调中健脾丸	《寿世保元》
卷之六·肿胀	黄芪芍药桂枝苦酒汤	《金匮要略》
卷之六·肿胀	导水丸	《儒门事亲》
卷之六·消渴	灵砂丸	《丹溪心法附余》
卷之六·肺痈	甘草干姜汤	《伤寒论》
卷之七·痹	甘草附子汤	《伤寒论》
卷之七·霍乱	阴阳水	《医方集解》
卷之七·泄泻	白术调中汤	《宣明论方》
卷之七·泄泻	八柱散	《寿世保元》
卷之七·大便不通	温脾汤	《备急千金要方》
卷之七·大便不通	握药法	《儒门事亲》(握宣丸)
卷之七·大便不通	更衣丸	《先醒斋医学广笔记》
卷之七·胸痛	大陷胸丸	《伤寒论》
卷之七·身体痛	甘草附子汤	《伤寒论》
卷之七·面	清肺饮	《寿世保元》
卷之七·皮毛须发肌肉筋骨四肢二阴	苇茎汤	《金匮要略》
卷之七·皮毛须发肌肉筋骨四肢二阴	三青膏	《古今医统大全》
卷之七·厥	二十四味流气饮	《太平惠民和剂局方》
卷之七·健忘	孔圣枕中丹	《备急千金要方》

通过上表可以看出，在这来源于其他医书的 43 首方剂中，《伤寒论》（4 首）和《金匮要略》（6 首）的方共 10 首，为最多，其次是出自丹溪方 6 首（霞天膏计在内）。诸篇目中又以"疟疾"所引方剂来源最广，可见何梦瑶在此篇着力颇多。

需要注意的是，《证治准绳》《嵩厓尊生》和《医宗金鉴》也大量辑录了明清以前的方药，何梦瑶《医碥》中的方剂虽大部分引自这三本书，但其方剂的源头却是可以追溯到明清以前的许多医籍中的。

5.《医碥》中未见出处的方剂

《医碥·诸方》中尚有 5 首方剂未见到其他出处，基本确定是何梦瑶本人所创，现将其方药列于下表。

表 7 《医碥·诸方》中未见出处的方剂汇总表（5 首）

篇目	方名	方剂药物组成
卷之六·疟疾	分理汤	柴胡　升麻　葛根　羌活　防风　知母　石膏　黄芩　猪苓　穿山甲　甘草
卷之六·疟疾	举陷汤	用前方（分理汤）上五味升举下陷之阳，而用桃仁、红花、四物引此五者入血分取阳以出，而以猪苓分隔。
卷之六·疟疾	清中驱疟饮	柴胡　黄芩　半夏　生姜　山楂　枳实　厚朴　陈皮　草果　苍术
卷之六·疟疾	柴常汤（新拟）	柴胡（酒炒，一钱五分）　黄芩（炒，一钱）　人参（五分）　甘草（五分）　草果（煨，一钱）　槟榔（一钱）　青皮　厚朴（姜汁炒，各一钱）　常山（酒炒，二钱）　何首乌（二钱）　枣二枚　姜三片同煎

续表

篇目	方名	方剂药物组成
卷之七·痢	鸦胆丸	鸦胆（去壳，槌去皮，一钱） 文蛤（醋炒） 枯矾 川连（炒，各三分） 糊丸，朱砂为衣。或鸦胆霜、黄丹各一钱，加木香二分，亦可乌梅肉丸，朱砂为衣

值得注意的是，这5首方中，4首为治疟方。而据《中医方剂大辞典》记载，分理汤、举陷汤、柴常汤、鸦胆丸皆源出于《医碥》。清中驱疟饮见于《类证治裁》（1851年）引《医林指月》（1769年）方（黄芩、山楂各一钱、柴胡、半夏、陈皮、青皮、枳实、厚朴、苍术、草果各八分，生姜一片），与《医碥》比较，多一味青皮，且注有剂量，所以《医碥》中所载"清中驱疟饮"亦可能是何梦瑶原创，从中亦可看出，何梦瑶十分重视疟疾的论治，这可能与疟疾为岭南多发病有关。

综上可知，何梦瑶在医学上推崇王肯堂"博而不杂，详而有要，于寒温攻补，无所偏主"的学术主张，能融会各家之长而无所偏执，其《医碥》从医论到医方都大量参考了《证治准绳》，还重点参考了《嵩厓尊生》和《医宗金鉴》等具有时代特点的医籍，其《三科辑要》则主要以《医宗金鉴》为蓝本，并融入了其他医家及何梦瑶的个人见解；但另一方面，面对当时岭南医界滥用温补的时弊，何梦瑶"目睹神伤"，亦举起了"砭景岳，挺刘朱"的学术旗帜。

二、学术特色

（一）针砭景岳，反对滥用温补

在康熙年间，岭南医界发生了一件具有历史意义的大事——《景岳全书》的刊行。这不仅对当时的岭南医界产生重要影响，对整个中医学特别是中医温补学派的形成发展也具有重要的意义。

1.《景岳全书》在岭南的刊行

《景岳全书》是一部重要的中医学著作，从面世以来就多次重刊，故版本极多。据《中国中医古籍总目》记载，《景岳全书》的版本共计有73种，最早的3个版本依次为明刻本、清康熙七年（1668）玉诏堂刻本和清康熙四十九年（1710）会稽鲁超刻本。但据王大淳、陈蓉蓉等考证，《景岳全书》初刊本实为清康熙三十九年（1700）的鲁超刻本，系张景岳之外孙林日蔚于张景岳去世60年（经一甲子）时，携《景岳全书》遗稿赴广东，经时任广东布政使的鲁超（会稽人）主持刊刻而成，然此次刊行数量较少，影响并不广，"得其书者，视为肘后之宝，世罕见之"（《景岳全书·贾序》）；所以康熙五十年（1711），两广运使贾棠又出资翻刻，史称"贾本"，但又因其刊刻后即"寻挟以北归"，所以仍流传不广。至康熙五十二年（1713），查礼南等人在广东集资重刻，被称为"查本"，《景岳全书》经此3次刊刻，得以广行于岭南。现在通行的李继明、王大淳等人整理，人民卫生出版社出版的《景岳全书》即以鲁超刻本为底本，以贾本、查本为校本。

《景岳全书》为明代名医张景岳的代表著作，全书共64卷，100多万字，对中医基本理论、诊断学、内外妇儿各科证治方药等内容无所不包，可谓一部医学百科全书。其主要学术观点在于强调阳气的重要性，注重温补，重视命门学说，而对刘河间、朱丹溪之说颇有微词，认为刘河间"不辨虚实，不察盛衰，悉以实火言病"，朱丹溪"阳常有余阴常不足论"是"大背经旨，大伐生机之谬谈"，"凡今之医流，则无非刘朱之徒，动辄言火，莫可解救，多致伐人生气，败人元阳，杀人于冥冥之中而莫之觉也。诚可悲矣！"

虽说清代广东的刻书印刷业较前代已有很大发展，但要刊刻《景岳全书》这样一部鸿篇巨著，仍十分困难。据卢银兰考证，《景岳全书》是清初三代（顺治、康熙、雍正三个时期）广东所刊印的唯一一部医书，也是目前所知清代广东最早刊刻的医籍，而且居然在13年间连续刊行了3次，其对岭南的影响可想而知。岭南医界出现了大批推崇张景岳学说者，也有些医家亦著书立说以助弘扬。如广东惠州长宁（今韶关市新丰县）医家刘渊，于乾隆四年（1739）撰成《医学纂要》，该书分为"乾、元、亨、利、贞、集"等六部分，书中大量收录了《景岳全书》的内容，时任广东布政使王恕在序中言："刘生渊，以医名南中三十年矣，其所诊治，喜用温补峻厉之剂，始或怪而笑之，久未见其失一也。"可知刘渊善用温补，用药峻厉而常获效；又如广东潮州平远（今梅州市平远县）医家谢完卿于乾隆二十五年（1760）仿《景岳全书》之体例，撰成《会经阐义》二十一卷，其族人谢海潮在序中言"其寝馈于景岳一书者久矣。笔著《会经阐义》，念余卷以景岳为宗，旁搜众说，逐节分类而疏解之，有彼此互异者，特出真见以折衷之。靡不贯彻《内经》，明若观火，是岐黄之业得景岳而传，景岳之美得先生而著"，又有梅州廖毓中为其作传，言其："精究岐黄，活人甚众，从不受酬，一如乃父风。"可知谢完卿出身于医学世家，在医学上亦十分推崇张景岳。这些医家和著作的刊行，进一步促进了景岳学说的传播，对岭南医学的发展有积极意义，但同时也导致一些医家不顾岭南实际，生搬硬套、盲目滥用而产生了温补时弊。一些有识之士起而争之，岭南医界的"寒温之争"由此引发，而其中尤以何梦瑶为"反温补"之代表。

2. 针砭滥用温补之时弊

早在乾隆三年（1738），何梦瑶为同郡医家郭治（字元峰）《脉如》作序时，就表达了其反对滥用温补的学术主张。其言："予友郭子元峰，本邑名诸生，能医，尊刘朱，与余议合……览其所为《脉论》，又尊信刘朱，与近日宗张景岳者，明昧有别，吾欲取以为法，因以辞弁其首曰：热药之烈昆冈焚，神焦鬼烂无逃门，谁辨紫朱判玉瑉，众盲相引昭皆昏。"在该序中，何梦瑶痛斥岭南时医盲从景岳、滥用温补的做法，表明其"贬景岳，尊刘朱"的学术立场。不过该书并未在乾隆三年刊行，书中郭治自序写于乾隆十八年，在书中还有数处引用何梦瑶《医碥》中的内容，如《脉如·小大二肠》："西池何先生曰：小肠与心为表里，诊于左寸；大肠与肺相表里，诊于右寸，此越人之说也。有谓小肠候于左尺，大肠候于右尺。前说从其络，后说从其位，二说相兼不可废。"《脉如·禀常各异脉论》："西池先生曰：浮沉有得之禀赋者，趾高气扬脉多浮，镇静沉潜脉多沉。又肥人脉沉，瘦人脉浮也。"《脉如·天和脉》："何西池曰：《内经》谓少阴所在，其脉不应。历验不然，此伪说也，不必为其所惑。"可见该书自何梦瑶作序后仍在进一步修订，后又吸纳了何梦瑶《医碥》中的一些观点。直至道光丁亥年（1827），《脉如》方由郭治族侄郭洗沂、郭麐标刊行。

乾隆十六年（1751），何梦瑶在《医碥》自序中言："或曰：方今《景岳全书》盛行，桂附之烈，等于昆冈，子作焦头烂额客数矣。人咸谓：子非医病，实医医，是书出，其时医之药石欤？'碥'当作'砭'。予笑而不敢言。"借"或曰"者之言表达了其针砭时弊、反对滥用温补的学术立场。《医碥·赵序》中，其友赵林临所记载的医案和医论，则更形象生动地记录了何梦瑶对温补时弊的愤慨之情。

"庚午夏，予内子病，两月不少间，诸医皆束手，已治木矣。适西池请告归里，亟延诊。先后处大承气、白虎、小柴胡数十剂，效若桴鼓。予谓西池：诸医皆言阳虚宜扶阳，非参、附勿用，子独反之，何也？曰：此非粗工所知，且此辈妄引《易》义，动言扶阳抑阴。夫《易》阳，君子；阴，小人，故当扶抑。医言阴阳，俱气耳。气非正则邪，正虚无论阴阳均当扶，邪盛无论寒热均当抑，何得牵西补东耶？人以温补为起死回生，而不识热伏于内而妄投桂、附，竟不明其误服杀人。而承气汤，大黄、朴、硝即回阳之上品，故能扶。补泻初无定名，盖视病之寒热以为去留。今不问何证，概从温补，何异惩溺，而水趋火灭，不亦惑乎？又曰：医有偏黯，庸医不知温补之能杀人也，以为平稳而用之；黯医知温补之能杀人，而人不怨，以为可以藏拙而用之。于是，景岳书徒遍天下，而河间、丹溪之学绝矣。距邪闲正，吾能已乎？"

该医案中，赵林临之妻患病两月余，延请的医生多用温补之法，愈治愈重，已然要放弃治疗。此时恰逢何梦瑶辞官归里，改用寒凉攻邪法数十剂而力挽狂澜。这不免让赵林临又欣喜又困惑。为何前医皆言是阳虚证，非用附扶阳不可，而何梦瑶敢反其道而用寒凉攻邪法行之呢？在其所附医论中，何梦瑶明确强调了医学上的阴阳观念与易学上的阴阳观念不同，易学上"阳为君子，阴为小人"，所以要扶阳抑阴；而医学上的阴阳则皆指气，若是正气虚，无论阴虚、阳虚均当补益；若是邪气盛则无论阴邪、阳邪皆当攻邪。临证用药，需切中病机，正确运用扶正或祛邪法，以达到治疗目的，而不可像庸医、黯医滥用温补法杀人或藏拙自保。从其"景岳书徒遍天下，而河间、丹溪之学绝矣"的感慨中，也可以看到《景岳全书》的 3 次刊行对岭南医界的影响，也明确了其"砭景岳，挺刘朱"的学术立场，而在《医碥》医论中，何梦瑶更是一再表明其反对滥用温补的决心。

张景岳曾在《景岳全书·卷之一·传忠录上·论治篇》言："虚实之治，大抵实能受寒，虚能受热，所以补必兼温，泻必兼凉。"又言："延久之病而虚弱者，理宜温之补之，补乃可用于常……凡临证治病，不必论其有虚证无虚证，但无实证可据而为病者，便当兼补，以调营卫精血之气；亦不必论其有火证无火证，但无热证可据而为病者，便当兼温，以培命门脾胃之气。"表明其注重温补的学术特点，而在《医碥·卷之一·补泻论》中，何梦瑶则把"补法"和"泻法"统一起来，认为："泻此即补彼（如泻火即是补水），补此即泻彼（如补火即是驱寒），故泻即补也，补即泻也。"

又言："寒以补阴，故夏月饮水；热以补阳，故冬日饮汤。必以温热为补，寒凉为泻者，谬也。"认为寒凉与温热皆可为补法，而否定了"必以温热为补"的补法唯一性，进而引用张从正的观点："良工治病，先治其实，后治其虚，亦有不治其虚时。庸工治病，纯补其虚，不敢治其实。"对张从正"祛邪为先，议补在后"的治疗观颇为肯定，而批评时医"不明其理而不敢用，但以温补为稳，杀人如麻"。

在《医碥·卷之一·夏月伏阴辨》中，何梦瑶以朱丹溪"夏月炎暑盛行，人身内外皆热"说为是，以张景岳"夏月伏阴，人身外热内寒"为非。认为"人身之气，与天地通……设夏时而身处井中，则不特内寒，即外亦寒矣。尚得如其说谓外热内寒耶？然则置身地上，不特外热，即内亦热"，对夏月出汗多而亡阳内寒之说也予以批驳："夏月汗多，是人皆然，岂皆亡阳乎？不过虚其津液耳。津液虚即阴虚，阴虚则阳愈炽，观小便之短而赤可知。"故夏月当以滋阴增液为主。

在《医碥·卷之一·中风》中，何梦瑶把中风证分为"内伤兼外风证"和"内风证"两类，认为"内伤兼外风证"之中腑者，当微利以消内阻，微汗以解外风，以通为法，祛邪以存正，不可一味温补，"虚者自虚，实者自实，不去其邪，何以存正？庸医惟知温补，反訾古人，亦可哂矣"。

《医碥·卷之二·劳倦伤》，则引用王履之语来反对滥用温补。其曰："东垣云：经曰：劳者温之，损者温之。又曰：温能除大热，是也。大忌苦寒之药损其胃气。王安道驳之曰：经谓劳者温之，温乃温养之谓，凡调其饮食，适其起居，与用药调养皆是，非寒温之温。损者温之，经原作损者益之。温能除大热，遍考《内经》无此语。又曰：温能除热，亦惟气温而味甘者斯可耳。盖温能益气，甘能缓火也。愚谓安道此论甚是，可为妄用附、桂者当头一棒。"

在《医碥·卷之三·消渴》中，何梦瑶赞同刘完素、张从正之说，主张从火热论治消渴。而对《金匮要略·消渴小便不利淋病脉证并治》中"男人消渴，小便反多，以饮一斗，小便一斗，肾气丸主之"，及《素问·气厥论》"心移寒于肺，肺消，肺消者饮一溲二，死不治"的观点，认为"此虽亦名消渴，而实不当以消渴名者也"，《金匮要略》所言实为命门火衰，不能蒸动肾水与脾胃谷气上行而使上焦失润的渴证，其渴不甚，饮亦不多，与热证之大渴引饮不止者有别；所饮之水不得火化而直下膀胱，故饮一溲一，需以肾气丸壮命门之火。而《素问》所言亦非大渴大饮证，实因心火衰微，反为水冷金寒之化，故所饮之水与身体原有之津液，皆无气化提摄，下趋而成饮一溲二证。认为"此皆不当名消渴，致后人泾渭不分，动手即从温补，热证逢之，不死何待？"反对滥用温补法治疗消渴证。

《医碥·卷之三·痿》认为，痿证多为热而兼湿，热者当用丹溪补阴丸（即虎潜丸：黄柏、知母、熟地黄、龟甲各四两，白芍、陈皮、牛膝各二两，虎胫骨、锁阳、当归各一两半）为主方以治疗，反对用温补法，并引用李东垣、景日昣的观点："东垣取黄柏为君，以滋水清热。嵩崖谓：风药及香燥温补之剂，断不可用，童便一味最妙。"

《医碥·卷之三·痢》认为，痢疾"初起忌温补，即胃气虚弱亦不宜，黄芪尤禁，用之则发胀"。《医碥·卷之四·厥逆》认为，食厥证盖因饮食过饱适有感触，阳明气逆并于上，故而上半身热而下半身冷，需以平胃散、保和丸加减治疗，若"误行温补则死"。

3. 善于论治火热类病证

何梦瑶之所以明确反对滥用温补，也与火热病证在岭南地区的多发密切相关。在《医碥》中专列有"火证篇"，通过对火热证的论治更加鲜明地表达其"砭景岳，挺刘朱"的学术立场。

在《医碥·卷之二·火》中，何梦瑶发挥刘河间、朱丹溪之说，认为寒热虚实皆能生火，"凡病多属火"，从火的性质上可分为8种：一为丹溪所言"气有余便是火"之实火，治宜清凉；二为李东垣所言的"气不足亦郁而成火"的"阳虚发热"之火，治宜甘温补气，少佐甘寒以泻火；三为外感暑热燥邪而增内热之火，治宜辛润清凉；四为外感风寒湿邪，闭郁表气，入里化热之火，治宜辛温发散；五为辛热饮食内伤积滞之火，治宜苦寒消导；六为生冷饮食内伤，阳气郁遏而化火，治宜辛热消导；七为肾阴虚而相火上炎，治宜六味地黄丸壮水以制阳光；八为肾阴盛阳衰，逼浮阳上升，治宜八味肾气丸，益火以消阴翳。若从五脏上分，则"醉饱火起于胃，大怒火起于肝，悲哀火起于肺，房劳火起于肾，五脏火炽，心火自焚"。饮食、情志、劳损皆可致火证。

而对张景岳所主张的"虚火非火"，不可用寒凉之说，何梦瑶以为虚火证不可用苦寒之品，但不可废甘寒之品。将虚火分为两种："其一可用温热，如内寒外热，下寒上热等证是也，目为非火犹可也。其一宜用甘寒，水虚火炎者是也。"认为张景岳甚至把滞下、消渴、吞酸、虫痛等热证皆统于"非火"之下，使后人不敢用寒凉，立论失实，有害无益。对于"引火归原"之说，何梦瑶以为"此为下寒上热者言之"，若为水涸火炎之证，人身上下皆热，显然不可用此法，而"今日医者动用桂、附，动云引火归原，杀人如麻，可叹也"。何梦瑶认为"火欲少，不欲壮"，在肾气丸中肉桂、附子仅用少量以生气，需以六味引之方能补命门之火，而"今人不明此理，动称桂、附引火归原，离六味而用之，以致酷烈中上，烁涸三阴，为祸大矣。"(《医碥·卷之六·诸方上》)

此外，在《医碥·卷之一·发热》中，何梦瑶认为"凡病多发热，热生于火，火本于气"，创造性地把发热证分为"气乖"和"气郁"两类，颇有创见，可与其"火证篇"互参。何梦瑶认为气乖发热有三种：阳亢发热，治宜寒凉；阴虚（血虚）发热，治宜甘润；阳虚发热，治宜温热。气郁发热则有七种：一为风寒郁热，治宜解肌发表；二为饮食郁热，治宜消导；

三为痰饮郁热,治宜除痰;四为瘀血郁热,治宜行血;五为水湿郁热,治宜利湿;六为肝气郁热,治宜疏肝;七为脾气郁热,治宜培补中气。其中,何梦瑶认为阳虚发热为肾火虚而上浮,治宜温热,言"温其中而阳内返,温其下而火归原。误投寒凉立死"。也表明他在反对滥用温补时,也并非一味主张寒凉攻伐。

又如《医碥·卷之一·水火说》云:"若无妨于寒凉,不知火炎本乎水虚,不用平润之剂以补水,而徒用苦寒以制火,是何异因金银之缺少,而凿平马以相就,必致并伤其火而后已,故曰不可直折也。"说明阴虚之火需滋阴以平火,而不可一味苦寒直折。又如《医碥·卷之四·遗精》云:"若因过服凉剂而致寒者,脉多紧涩,寒郁火于下焦也,当先升提。若脉沉迟,是下元虚冷,惟亟与温补,仍升提以挽其下趋。"也表明何梦瑶不主张过用寒凉,当用温补时仍需用温补,贵在临证活法,辨证施治。

4. 对张景岳部分学术观点的赞同

由上可知,何梦瑶虽不遗余力地反对景岳学说在岭南的广泛传播,但其意在针砭滥用温补之时弊,而非弃用温补,更非全盘否定张景岳。在《医碥·凡例》中其言:"河间言暑火,乃与仲景论风寒对讲;丹溪言阴虚,乃与东垣论阳虚对讲,皆以补前人所未备,非偏执也。后人动议刘、朱偏用寒凉,矫以温补,立论过当,遂开酷烈之门。今日桂、附之毒,等于刀锯。梦瑶目睹时弊,不得不救正其失,初非偏执,读者幸勿以辞害意。"表明他反对滥用温补是要"救正其失",起到纠偏的作用。其对张景岳的许多观点也是赞同的。

如其在《医碥·卷之一·心包络三焦说》中论述三焦形质时,认为"论者纷纷,皆如捕风捉影,毫无实指。惟张景岳谓即腔子,脏腑如物,腔子如囊之括物,人但知物之为物,而不知囊之亦为一物。其说甚通"。对张景岳"三焦腔子说"颇赞赏。

论治中风："张景岳又谓：三子所论，与外中风邪无涉，固不可以中风名之，并不可以类中风名之，直名之为非风可耳。瑶按：三子（指刘河间、李东垣、朱丹溪）所论，乃指内风立说，与外感之风对讲，内风、外风皆可云中，故予仍旧概以'中风'名之，使人知有内风之义，非故与王（履）、张（景岳）诸公立异也。"（《医碥·卷之一·中风》）对张景岳的"非风说"也是持谦虚的商榷态度。

论呃逆之病机，认为"景岳譬之雨中之雷（阳为阴蔽，奋出于地而有声也），水中之浮（气为水覆，上出为浮，汩汩作声），深得其理"。（《医碥·卷之二·呃逆》）

《医碥·卷之三·关格》言："张景岳谓，《内经》谓人迎盛四倍以上，为有阳无阴；寸口盛四倍以上，为有阴无阳；二者俱盛四倍以上，为阳极于上，下焦无阳，阴极于下，上焦无阴，阴阳离绝……此真阴败竭，元海无根，最危之候也。彼不纳食，不得小便，自有本证，与关格何涉哉？其说虽与前人异，然理甚精。"则更是对《景岳全书·卷之十六理集·杂证谟·关格》篇本义的高度概括和赞赏。

《医碥·卷之四·咽喉》论治喉痹："《准绳》急喉痹，有声如鼾，痰涎响者，此为肺绝之候，宜参膏，用姜汁、竹沥开服，或先煎独参汤救之，迟则不及。予按此证属风火急暴，痰涎壅塞，致气闭塞以死，非气虚也……又观《景岳全书》论阳虚喉痹谓：非喉痹因于阳虚，乃阳虚由于喉痹，缘患喉痹而过服寒凉，或艰于饮食，致中气虚寒暴脱，声如鼾，痰如拽锯，宜人参汤救之云云。乃知《准绳》所言，不为初起实证立法，勿误会也。"则是引用张景岳之观点，对王肯堂益气化痰治喉痹法予以解释。

论治血证时，何梦瑶更大量引用张景岳的观点。在《医碥·卷之一·血》篇中，其论治吐血之脏腑："吐由口出，古人谓是胃腑之血。张景岳则谓出于口者，有咽与喉之异。喉为肺之上窍，而兼总五脏之清道，故诸脏之血，皆得从清道以出于喉，不独肺也。咽为胃之上窍，而兼总六腑之浊道，故诸腑之血，亦皆得由浊道以出于咽，不独胃也……按景岳之说甚是。"论咯唾血之脏腑："张景岳谓失血证，凡见喘满咳嗽，及胸膈左右皆隐隐胀痛者，此病在肺也。若胸膈、膻中间觉有牵痛，如缕如丝，或懊侬嘈杂不可名状者，此病在心包络也。若胸腹膨胀，不知饥饱，食饮无味，多涎沫者，此病在脾也。若两胁肋牵痛，或多怒郁，往来寒热者，此病在肝也。若气短似喘，声哑不出，骨蒸盗汗，咽干喉痛，动气上冲者，此病在肾也。若大呕大吐，烦渴头痛，大热不卧者，此病在胃也。若有兼证，则病不止在一脏……"；论鼻衄病位："张景岳曰：凡鼻衄，必自山根以上，睛明之次而来。而睛明一穴，乃小肠、膀胱、胃、阴跷、阳跷五经之会，皆能为衄"；论结阴便血病机治法："景岳谓风寒之邪，留结血分所致，宜灸中脘、气海、三里，以散风邪，服平胃地榆汤以温散之。"何梦瑶还引用了景岳新方五阴煎、五福饮，治疗"脉虚神困，病伤及脾"之血证。

此外，在《三科辑要》中，何梦瑶亦引用了张景岳论治痘疹的观点。在《痘科辑要》论述痘疔、贼痘时，引用了《景岳全书·烈集·痘疹诠》中的观点，其言："景岳谓痘疔痛如刀剜者，不治，通用四圣丹。"又言贼痘："发热，依期而出，只一二颗，其形甚大而带浆，其色极红而带润，名曰贼痘……按景岳谓出齐后，有独红赤、独大，摸之皮软不碍手者为贼痘，三日外必变成水泡，甚者变紫黑泡，保元汤加紫草、红花、蝉蜕或灯芯、木通汤煎，调益元散泻心火，与前说异，恐是水泡血泡之类耳。"其论痘母："三两成丛，根脚坚硬成块，或身上有红肿结硬，似痛非痛者是也，六七日死，真人解毒汤救之。"可见，何梦瑶对张景岳的观点并非一味否定。

5. 岭南地域特色对温补法应用的影响

明末清初正是温病学派逐渐壮大与伤寒学派争鸣的时代，也是温补学派与寒凉派、滋阴派争鸣的时代，何梦瑶面对岭南地区《景岳全书》广泛流传、温补学说泛滥于世的情况，能基于岭南地理、人群体质特点和疾病谱等三因制宜，力倡刘河间的火热论和朱丹溪的滋阴说，遏制岭南地区滥用温补的流弊，可以说对岭南医学的发展功不可没。清代岭南医学的"寒温争鸣"，也对其后岭南医家的自我定位和提升有所助益，特别对近代岭南医学具有积极影响。

但另一方面，温补的风气并未因此而在岭南大地消失，道光九年（1829）韩凤修在为《医门棒喝》作序时仍言其"宦游岭南八九载，每见医者，辄以粤地潮湿，不辨何证，率用二术、桂、附等治之，其害甚烈，心滋戚焉"，可见在当时岭南医界仍存在滥用温补的现象，即使是今日之岭南医界，亦不乏提倡运用温补扶阳者，"寒温之争"仍在岭南医界延续，这是值得思考和讨论的。

王伟彪等人曾调查广州地区患者 912 例，认为岭南人体质多阴虚、多痰湿，疾病易于热化，与何梦瑶的火热论治思想相符；而陈润东等对 6525 例广州地区体检人群实施中医 9 种体质辨识，发现：气虚质最多，共 2635 例，其次是痰湿质 2029 例、阳虚质 1556 例，而湿热质仅 778 例，阴虚质仅 443 例；姚星等对 3000 例广州市成年居民进行体质调查，发现气虚质所占比例最高，其次为阳虚质和湿热质。郑洪认为，岭南人的病理体质可概括为阳浮阴闭，元气不固。分而论之则是上焦多浮热、中虚多蕴湿及下元多寒湿。孔炳耀、胡焕章认为，岭南湿邪为病最广。张静娟则认为"岭南不忌辛温"。这些调查结果和学术主张不尽相同，也提示广东地区体质和疾病构成比较复杂，阳虚体质和阳虚病证是客观存在的，温补法的运用也有其合理性。所以，何梦瑶在当时尽管反对滥用温补，也并非弃温补于不用。

此外，结合地理情况，可以发现"岭南之中复有南北之分"。以广东为例，据"广东省人民政府网"省情记载，广东地势北高南低，北部、东北部和西部都有较高山脉，而中部和南部沿海地区多为低丘、台地或平原，平原以珠江三角洲平原最大。在气候上，广东属于东亚季风区，从北向南分别为中亚热带、南亚热带和热带气候，是全国光、热和水资源最丰富的地区之一，且雨热同季，降水主要集中在4～9月。从北向南，年平均日照时数由不足1500小时增加到2300小时以上。在年平均气温分布上，呈北低南高趋势，粤北山区连山最低（18.9℃），粤南端的雷州半岛徐闻最高（23.8℃），南北气温有时相差达10℃左右。广东降水充沛，年平均降水量在1300～2500毫米之间，但降水空间分布亦基本呈北低南高的趋势。可见在自然环境方面，广东北部地区的"山岚瘴气"要胜过南部的平原地区，北部的"寒湿"较明显，而南部的"湿热"较明显。推崇张景岳温补学说的刘渊和谢完卿的生活区域偏于粤北山区，推崇刘、朱寒凉学术的何梦瑶和郭治皆生活在粤中偏南的珠江三角洲平原区，可能这种生长环境的地理差异对他们学术观点的形成也有所影响。

（二）敢于质疑，探索五脏相关

何梦瑶在医学上具有敢于批判质疑、提出新知灼见的精神，这不仅表现在其对《证治准绳》内容的取舍和对温补流弊的纠偏上，亦表现在其对中医经典理论的实证，尤其是对中医脏腑理论的阐发上。

1. 实证《内经》，取运气之大旨

《内经》作为中医学最为重要的经典著作，历来被奉为医家之圭臬，少有人敢于质疑和批判。何梦瑶对《内经》研习颇深，在其著作中经常引用和发挥《内经》的观点，但又能突破前人的思想认识，敢于质疑和实证，对《内经》的理论有所取舍，这种精神在当时是颇为难得的。

何梦瑶在《医碥·卷之一·六气说》中有言："昔人谓《内经》非岐黄书，乃后人之假托，要未必出于一手，故有醇有疵，分别观之可耳。"在

《医碥·卷之五·四诊·附奇经八脉诊法》中亦言："盖《内经》乃后人所撰，非出一手，故互异。"认为《内经》原文内容非一人之作，有优有劣，需知分辨取舍；而在《伤寒论近言·王叔和序例》中更言："窃意《内经》未必出于岐黄，大抵后人穿凿附会者多，尽信书则不如无书，吾欲奉孟子以为断也。"强调学习《内经》等经典著作不可盲从泥古，"尽信书则不如无书"。

其在《医碥·卷之五·四诊》中云："《内经》曰：脉一日一夜五十营（营，运也。经谓人周身上下，左右前后，凡二十八脉，共长一十六丈二尺，五十运计长八百一十丈。呼吸定息，脉行六寸，一日夜行八百一十丈，计一万三千五百息。按此伪说也，人一日夜岂止一万三千五百息哉）。"对《灵枢·五十营》篇提出的人一天呼吸一万三千五百次的理论予以否定。陆以湉对此颇为赞赏，并予以实证，在《冷庐医话·卷五·质正》中言："余尝静坐数息，以时辰表验之，每刻约二百四十息，一日夜百刻，当有二万四千息，虽人之息长短不同，而相去不甚远，必不止一万三千五百息，然则何氏之说为不虚，而经所云未足据矣。尽信书不如无书，此之谓也。"

又如《医碥·卷之四·太息》云："《内经》曰：忧思则心系急，急则气道约（约，结而不行也。忧思郁结则气不行，志为气帅，自然而然，何必推说到心系急乎？此真形骸之论，后人之伪说耳。故太息以出之，舒之也），气盛而郁则为怒，气不盛而郁则为太息。观经谓胆病者（气不得升故为胆病），善太息，口苦呕汁可知。太息之与怒，同属于郁矣。"否定《灵枢·口问》篇的太息病机，并引经文佐证，认为太息之病机与怒之病机都属于情志病之范畴，皆因气郁而发，与"心系急"无涉，更为符合临床实际。

又如《医碥·卷之一·血》认为，咯唾血的病机："缘血为火所涌，上升出至咽喉，多则吐，少则唾，并不费力，皆系纯血，无痰涎夹杂。吐唾既为一类，吐不定属胃，唾独必属肾乎？古谓唾血属肾者，因经论五液，谓肾主唾（水泛于上也）故耳，不可泥。咯既与嗽为一类，旧分嗽属肺，咯属肾，亦非。肾脉上入肺中，病则俱病，肾亦有嗽，肺亦有咯也。"认为唾血、咯血的病位不止在肾，临床不可拘泥。

又如对《素问·脉要精微论》"尺外以候肾，尺里以候腹。中附上，左外以候肝，内以候膈；右外以候胃，内以候脾。上附上，右外以候肺，内以候胸中；左外以候心，内以候膻中"之说，何梦瑶在《医碥·卷之五·四诊》中认为："心、肺、肝、肾，脏也，反候于外；胸中、膻中、膈、腹、包里此藏者也，反候于内，恐传写之误，当以胃外脾内例之，易其位为是。"对《素问》的脉位对应的脏腑躯体进行了推理，具有参考价值。

何梦瑶还通过实证和体悟，对《内经》中的一些理论予以验证和发挥，提出新的见解。

如《医碥·卷之二·呃逆》曰："《内经》谓：诸逆冲上，皆属于火。然必有所闭遏乃然，有为寒气所闭者，有为热气所闭者，有为水饮痰食及血诸有形之物所闭者。景岳譬之雨中之雷（阳为阴蔽，奋出于地而有声也），水中之浮（气为水覆，上出为浮，汩汩作声），深得其理。予尝吸烟入喉，胃口乍闭，每每作呃，故知热气亦能闭也。"通过自身吸烟入口作呃验证《素问·至真要大论》中的"诸逆冲上，皆属于火"的病机。

《医碥·卷之一·气》中论述气之病证："清气在下，则生飧泄，浊气在上，则生䐜胀。《内经》谓清浊相干为乱气（水谷之清气注五脏，浊气注六腑，清气上升，浊气下行，反之则乱也），予谓邪正相干亦然（此如卦画之交错，阴阳揉杂）。于此想见霍乱情状。"联系临床中霍乱疾病的症状，证实邪正两气相互干扰，也引起气机的紊乱。

《医碥·卷之一·阴阳论》曰："予尝病眼热，必右目先而甚，左目后而微，知左属血，火不易伤也……又尝掩右目，用左目视月，则不如右目之明，以右目火盛，能远烛也。掩左目，用右目观书，则不如左目之朗，以左目水盛，能近鉴也。然此犹各有所长也。若较其强弱，则右必强于左。尝吹筒弋鸟，筒鸟相对若引绳，以为必中也，而不中，知二目之力有强弱不同也。因闭右目，独用左目视筒鸟如引绳，乃开右目并用，则大异矣，是左目为右目所夺。又闭左目，独用右目，视筒鸟如引绳，乃开左目并视，其为如引绳者，亦无异也，是右目不为左目所夺也。岂非右目强而左目弱哉？故经言右耳目不如左耳目明者，吾不信也。"则通过自身的疾病及生活体验，对《素问·阴阳应象大论》中"天不足西北，故西北方阴也，而人右耳目不如左明也"的说法予以否定，从丹溪"左属血，右属气"的角度予以诠释。据吕沛霖等研究，左眼动脉血供有大于右眼的趋势，这可能是正常人群左右眼视功能差异的基础，但还待进一步研究。

在《医碥·卷之一·十二经配三阳三阴》中，何梦瑶认为十二经在命名上："何不直以心经、小肠经等称称之之为得乎？又《内经》尝以厥阴为一阴，少阴为二阴，太阴为三阴；少阳为一阳，阳明为二阳，太阳为三阳矣。则又何不以一阴、二阴等称称之乎？窃谓五脏配五行，六经配六爻。三阴经，坤之三画也；三阳经，乾之三画也。以一、二、三为序命之，似为妥当。而必立此太、少、厥等名色，且泥此生解，支离牵强，无当病情，千古相沿不改。"提出十二经脉以"手足＋阴阳＋脏腑"的命名方式存在"支离牵强"之处，对解决临床病情并无积极意义，可直接以脏腑命名，或三阴三阳经可以一、二、三阴／阳为序命名，意在简化十二经脉之名称，使其更为直观，便于临床运用。

此外，何梦瑶在对五运六气学说的取舍上，尤能体现其在医学上敢于质疑批判、注重实用实效的精神。

何梦瑶在《医碥·卷之一·运气说》中，明确表达了其对运气学说的见解：

运气之说，拘牵不通，固为有识者所不信。然其大旨，在详举六气有许多变幻，寒中有热，热中有寒，邪正交错，蕃变纷纭，莫可纪极。一以明人之病源，一以例人之病情耳。明人之病源者，言人感六气而生病，欲人细推所感之气，其中有无夹杂他气，当兼治也。例人之病情者，天地之气变幻无定，则人身之气亦变幻无定，而病情不可以一律拘也。如冬月固属寒气司令，然亦有客热加临，故冬月亦有温时，所谓非时之暖也。人于冬月病外感，则未知为感寒而病欤？抑感非时之温而病欤？是其源所当察也。寒气在上，则阳伏地中，故土上凛烈，而井泉温暖。以验人身，则外感于寒，而内郁为热也，是其情之有可例也。此言运气者之大旨。取其大者，略其烦碎，弃其纰谬，而实实体验于人身，是在善读书者耳。

何梦瑶认为，运气学说中存在一些牵强、烦琐甚至错谬的内容，不主张玄化，但也不全盘否定，认为其本质意义在于通过自然界五运六气变化对人体的影响，来解释人体的生理病理变化，是中医天人相应理论的具体体现，医者应该在临证中注意体察五运六气的变化，把握其规律，结合验证人体具体情况，以发挥其参考作用。

何梦瑶十分强调实证，甚至在《医碥·卷之一·六气说》中认为运气学说在一年六气划分上存在"牵混破碎，节序皆愆"的弊端，"最宜活看，倘若执运气之说，则于理难通矣"。《医碥·卷之二·伤燥》亦言："《内经》每云秋伤于湿，盖运气之说，以立秋、处暑、白露三气属湿土也，毕竟伤燥者多。"而在《医碥·卷之一·六气后论》中，何梦瑶更提出："凡医书中所言风证，作外感风寒看不合者，作肝气看则合，初学之士，不可不知也……故古人言脾胃，往往以土名之，或以湿名之……故古人言肺，往往以金名之，以燥名之……故古人言肾，往往以水名之，以寒名之。经曰：冬伤于寒。寒字即肾字之替身，非言时令之寒也。"直接把六气落实到脏腑实处，把理论和临床相结合，确有卓识远见。

《医碥·卷之五·四诊·南北政辨》曰："《内经》谓：少阴所在，其脉不应（谓沉细不应指也）。历验不然，此伪说也，不必为其所惑。"亦是结合自身临床实际，直接指出《素问·至真要大论》中"南政北政"之说存在"伪说"嫌疑，虽其结论过于武断，但关于"南北政脉法"的问题，历代医家确实说法不一，临床实证资料太少，《现代中医诊断学》已基本不采用这种脉法。正如《医宗金鉴·运气要诀》所言，其是非尚待后人去解答："然南政十二年，北政四十八年，其南政候以正诊，北政候以反诊，应与不应之理，熟玩经文，总令人难解，姑存经义，以待后至贤者参详可也。"杨威等当代学者亦认为有待后贤参详。

与何梦瑶同时代的徐灵胎，在《医学源流论·卷下·治法·司天运气论》中言："司天运气之说，黄帝不过言天人相应之理如此……凡运气之道，言其深者，圣人有所不能知，及施之实用，则平正通达，人人易晓，但不若今之医者所云，何气司天，则生何病，正与《内经》圆机活法相背耳。"两人见解颇合。

虽然何梦瑶所言"运气之说，亦谬而不足信矣"等言论过于武断，但其主张学习运气学说，在于"取其大者，略其烦碎，弃其纰谬，而实实体验于人身"，反复强调要通过临床实证来验证中医理论，强调要"善读书"而不能"尽信书"，其实证精神是值得肯定的。当代学者在研究五运六气方面，也多强调结合临床实际以验证。

2. 重视脏腑，探索五脏相关

清末名医王清任在《医林改错》开篇中尝言："业医诊病，当先明脏腑。"强调脏腑理论的重要性。何梦瑶亦十分重视对脏腑理论的阐发，《医碥》卷一的十八篇医论，前七篇内容皆紧紧围绕脏腑理论而展开，由此可见一斑。

（1）详述脏腑，分析心包三焦

在《医碥·卷之一·脏腑论》中，何梦瑶对人体脏腑之形态结构、生理功能及形体官窍之间的相互关系等，予以详细论述。其先将脏腑分别从"喉"与"咽"两路来论述，"喉路"为气息之路，主要论述了喉、肺、心、心包络、膈膜、肝、胆等脏器，"咽路"为饮食之路，主要论述了咽、脾、胃、小肠、大肠、膀胱等脏器，再论两肾，再论五脏与五腑之区别联系。论述清晰明了，其内容主要参考了赵献可的《医贯·卷之一·玄元肤论·内经十二官论》，但又有取舍，有所创见。如其在《医碥·卷之一·命门说》中认为赵献可的左肾为阴水、右肾为阳水、两肾中间为命门之说，在本质上与《难经》的"左为肾，右为命门说"并无差异，都是言肾虽属水而水中有火之意，"所用补火之药，总属一样，岂有分别此味则入右肾，彼味则入七节？忧其岐误，致烦辨正哉！"并批评赵献可凡寒之不寒者用六味地黄丸壮水之主以制阳光、凡热之不热者用八味肾气丸益火之源以消阴翳的观点，只见虚证而不见实证，是把复杂的临床太过于简单化，有误导倾向，言"今之为医者，泥于《医贯》之说，不论新病久病，非六味则八味，非补中则归脾，竟若历古方书，皆可删却，亦惑之甚矣！"而徐灵胎在《医贯贬》中批驳《医贯》的"十二官论"，亦是重点批判赵献可滥用六味、八味之法，对赵献可关于脏腑部位的论述很少批驳，可见其对"内经十二官论"的取舍态度与何梦瑶亦基本一致。

何梦瑶论述"心开窍于舌"，则结合刘河间之"玄府论"，认为"舌之腠理，即窍也""不可云无窍，但细微，不似耳目等窍之大耳"，所以心开窍在舌，在形质上虽与耳、目、鼻等窍有所区别，但内涵是相同的。此外，何梦瑶对"五脏五腑"之外的心包络与三焦深有研究。

何梦瑶认为，心包络即"膻中"，为"心之窝"；心脏所藏之窝，是有实体存在的，而非《难经》所言之无形。三焦之说，最早见于《内经》，

《素问·灵兰秘典论》曰："三焦者，决渎之官，水道出焉。"《灵枢·营卫生会》有云："上焦如雾，中焦如沤，下焦如渎。"何梦瑶认为，此上焦指膈以上，为清阳之分，故其气如雾；中焦为膈之下、脐之上，为水谷运化之区，故停留如沤；下焦则在脐以下，乃便溺所出之所，故如决渎，但经文亦未言三焦之具体形状，致后人众说纷纭。何梦瑶则赞同张景岳的"三焦腔子"说，把囊括脏腑的整个体腔作为三焦的实体，认为《难经·三十八难》所言的"三焦有名而无形"，系指腔子内、脏腑外之空隙而言，为三焦火气游行之处，此与虞抟《医学正传·医学或问》中论述三焦相火的观点相合。受《素问·灵兰秘典论》"十二官论"的启发，何梦瑶以京城喻三焦、心包络之位置，认为三焦有如京城，为君臣诸脏腑所同居之府。而心包络则如宫城，为君所独居之所。宫城在内为阴，而京城在外为阳，故三焦亦称为腑，而心包络亦称为脏。其又根据《灵枢·背腧》"椎"字俱作"焦"字，而推论三焦之"焦"可能当作"椎"，因人身脊骨共二十一椎，上焦为上七椎，中焦为中七椎，下焦为下七椎。其观点虽有争议，但直观形象，颇具新意。

（2）记性在脑，重视脑肾相关

《内经》认为，心为"君主之官，神明出焉"，心主神志，而关于脑主记性之说，在《内经》中尚未见。至明代，李时珍提出"脑为元神之府"，但没有进一步论述，清初汪昂在《本草备要·辛夷》中引用李时珍的观点，并引同乡金正希之言和自身体悟为证："吾乡金正希先生尝语余曰：人之记性，皆在脑中。小儿善忘者，脑未满也；老人健忘者，脑渐空也。凡人外见一物，必有一形影留于脑中。昂按：今人每记忆往事，必闭目上瞪而思索之，此即凝神于脑之意也。"其后，特别重视脏腑理论的王清任，亦在《医林改错》引申了汪昂的观点，著有"脑髓说"专篇，进一步批判长久以来的"灵机发于心"说，发挥"脑主记忆"说，并结合小儿生长发育、癫痫病证等以佐证，提出"灵机记性不在心在脑"论，使中医学对脑的认识有了新的视角。

何梦瑶颇赞同汪昂的观点，认为其说甚善，同样重视心主神明的理论，但他更大的创见在于发挥《内经》"脑为髓海"的理论，将脑的记忆功能与肾藏志的功能联系起来，《医碥·卷之四·健忘》认为："脑者髓之海，肾之精也，在下为肾，在上为脑，虚则皆虚。"并认为健忘证不仅与心、脑有关，亦多为肾虚之证。此观点为印会河等主编的《中医基础理论》教学参考书所引用，并提出补肾填精益髓为治疗脑病的重要方法。

此外，在论治头部疾病中，何梦瑶亦把脑与肾联系起来。如在《医碥·卷之一·血》其认为鼻衄甚者可用犀角地黄汤治疗，因为鼻通于脑，而脑属肾，犀角下能入肾，肾脉又能上通鼻脑；在《医碥·卷之四·鼻》中，治疗鼻渊，用六味地黄丸加甘菊、薄荷、玄参、苍耳子；在《医碥·卷之三·头痛》和《医碥·卷之四·齿》中，其均认为脑痛连齿证根本在于肾经虚而为风寒所犯，齿与脑皆属肾，齿为骨之余，肾主骨髓，髓通于脑，寒入骨髓，逆上至脑，阻碍清阳则发此证，可用羌活附子汤或白芷散发散，重者用黑锡丹治疗。并认为此证重者可为真头痛，故宜急治，缓则不救；在《医碥·卷之三·耳》中，其治疗耳鸣，参《灵枢·海论》、王纶及薛己之说，认为"脑髓不足，则脑转耳鸣"是精气虚弱之故，肾虚而鸣，鸣多不甚，并常兼有劳怯等证；若肾虚火动，用地黄丸治疗，甚者则用正元饮咽黑锡丹以潜镇；有热者，用龙齿散治疗。

（3）活用五行，五脏相互关涉

何梦瑶主张必须结合人体生理病理和临床实际情况来论述五脏功能，在《医碥·卷之一·五脏生克说》中其言："五脏生克，须实从气机病情讲明，若徒作五行套语，茫然不知的，实多致错误。"其强调以五脏的生理病理为主体，而非单纯以五行学说来指导五脏生理病理。

　　何梦瑶认为，五脏相生的机理可从脾胃说起。水谷入胃，脾为其运行精气，精气上行，上输于肺，肺先受其益，故称为脾土生肺金；而肺气旺则能化水下布，泽及百体，是为肺金生肾水；肾水受肺之生而充足，又为命门之火所蒸发化气上升，肝先受其益，此为肾水生肝木；肝气旺而能资心阳，而心君之火光明，故为肝木生心火；心火温暖脾气而使其能运化饮食，是为心火生脾土，此为五脏相生，循环不息。

　　五脏相克（相乘）的病机相对更复杂，可从肺说起。心火克肺金：肺为娇脏，为华盖而居心上，心火上炎，肺最易受其伤，此为心火克肺金；若由于脾胃积热，或肝肾相火，或本经郁热引起的肺金受损，皆与心火无关。肾水克心火：肾阴太盛，寒气上冲而致心悸，或肾寒甚、逼相火上乘而致心烦，皆为肾水克心火；若饮水过多，停蓄不行而致心悸而不安，则与肾水无关。脾土克肾水：脾气过燥使肾水失润，或过湿而使肾水壅而不流，皆为脾土克肾水；若因他脏之燥、外感之湿所引起，则与脾土无关。肝木克脾土：肝气疏泄太过，则脾胃亦因之而气虚；肝气郁结太甚，则脾胃亦因之而气滞，此皆肝木克脾土。若是脾胃自致耗散或凝滞，以及其他脏腑所致的脾胃疾病，则与肝无涉。肺金克肝木：则从气机升降失常的角度诠释，浊阴从肺右降，胸无窒塞，清阳方能从肝左升；若肺金不降，浊阴壅满胸中，则肝气被遏而不能升；或肺金肃敛太过，克伐肝气，纯降不升，此皆为肺金克肝木；若是肝脏自病，或因他脏之寒郁而发病，则与肺无涉。可见何梦瑶不仅考虑到五脏相克相乘导致的病情变化，也强调本脏自病及其他非相克脏腑所引起的疾病不能牵强地用五行相克来诠释。

　　由此，何梦瑶提出"五脏互相关涉"的观点，并受《难经》"五邪论"的启发，注重对五脏病证先后的判断：认为五脏皆有一脏之病，其中有本脏自病，亦有他脏传来之病，临证可通过病证发生先后来辨别判断。如单纯出现腰热、足心热，尺脉沉数等，可能是肾水虚热之证；而若先见目赤胁痛，左关脉数等肝（木）之病证，则是子病及母，实则泻其子，多易愈；若先见咳嗽喘满，右寸脉数等肺（金）之病证，则是母病及子，虚则补其母，多费功；若先见腹痛肚热，大便秘结，右关脉数等脾胃（土）病证，则是夫病传妻，为贼邪，多难愈；若先见心烦舌赤，小便赤涩，左寸脉数等心（火）之病证，则是妻病传夫，为微邪，多易愈，但微邪系指本脉为主兼带妻脉，若是本脏之脉全无而独见妻脉，则非微邪，治多棘手。强调了五脏病情变化虽有一定规律可循，但又变化多端，需仔细审察。

另外，何梦瑶据《内经》"亢则害，承乃制，制则生化"的理论，主张人体存在自然承制调节功能。其在《医碥·卷之一·五脏生克说》中曰："不足，则欲其生；太过，则欲其克。故木疏土而脾滞以行，金得火而肺寒以解，肾得脾之健运而水无泛滥之虞，肝得金之敛抑而木无疏散之患。"所以五脏相生能使人生，五脏相克也能使人生，五脏相生相克是人体正常生理的保证，平常无病之人，实因五脏互相克制，而不至偏胜成灾病。而已病之人，人体五脏生克的自然调节功能已失衡，如火过亢盛，不仅能克肺金，亦能耗液涸水，伤及肝脾，此时，就不能盲目套用五行生克的理论来论治。所以，何梦瑶对赵献可"水养火""水生金""水中补土""升木培土"的观点颇为赞赏，认为赵献可善于触类引申，在论治疾病时能注重五脏互相关系而不拘泥于五行学说。但对赵献可"五行之中各有五行之说"则认为"其说颇凿，未甚的当"，主张从五脏自身功能的角度予以阐发，认为"五脏无一脏无血液，是皆有水也；无一脏无气，是皆有火也；无一脏不发生，是皆有木也；无一脏不藏敛，是皆有金也。有气、有血、有发、有敛，是无一脏不和平，则皆有土也"。主张五脏各具五行，五脏互相关涉，把"五行各有五行"的哲学理论，又落实到以五脏实际功能为主体的"五脏各具五行"的医学理论中，而其提出"五脏互相关涉"的理论，更是对中医临床具有现实意义。

何梦瑶认为，五行学说在五脏生理病理诠释中有局限性，因而尝试纳入新的学说。如其在《医碥》中提出"五脏配五行八卦说"，认为心肺位居膈上，心属离火，肺属乾金、兑金；脾脏居中属土，为上下升降之枢纽，于卦为坤、为艮；肝肾位下，肾属坎水，肝象为木，于卦为震、巽。此说法与在其之前的冯兆张《冯氏锦囊秘录·痘疹全集》中的"面部八卦吉凶法"有相似之处，但冯氏重点在于通过面部八卦属性来判断痘疹之吉凶，而何梦瑶则有所发挥，而且认为肺金、肝木、脾土皆配两卦，肾水、心火各主一卦，意在突出五行中水、火的重要性。其在《医碥》中设有"水火说"专篇，从先天、后天的角度系统讨论了人体生理病理的水火属性，并认为"人身中润泽之气即水也，温暖之气即火也。一有偏胜，其致自饮食者，调之甚易；其禀于胎气者，治之甚难，故先天为重。然不以畏难而废治，全赖饮食以救弊补偏，故后天为要也"。在脾肾先后天的相关性上也有所阐发。

由上可知，何梦瑶对中医脏腑理论的阐发颇有独到之处，尤其是其立足于五脏生理病理的主体性来探讨脏腑之间的关系，提出"五脏相互关涉"的观点，颇为可贵，被誉为"清代岭南深入研究五脏相关学说的第一人"。

（三）注解伤寒，分论温热瘟疫

明清时期是中医伤寒学派和温病学派争鸣的时代。何梦瑶生活在康、乾时期，伤寒、温病学术的大发展，也对他的医学思想产生了重要影响，而他在伤寒、温病研究方面也形成了自己的学术见解。在伤寒研究中，他对"明清伤寒三派"的学术观点都有所取舍，注重六经实质研究；在温病研究方面，他注重结合岭南特点，三因制宜，对温热病、瘟疫的理法方药皆有系统阐述，主张把伤寒、温热与瘟疫分论，质疑伏气温病说，初步构建了岭南温病学框架，对中医学术尤其是对岭南伤寒、温病学术的发展做出了重要贡献。

1. 提纲挈领，重新编次《伤寒论》

何梦瑶著有《伤寒论近言》一书，系其注释张仲景《伤寒论》全本的著作，集中体现了其伤寒学术思想，亦蕴含部分其论治温病的学术主张。该书首刊于清乾隆二十二年（1757）南海何氏刻本《乐只堂医书汇编》。据笔者考证，在何梦瑶之前，岭南地区对《伤寒论》的研究著作较少，仅见的资料是：江苏籍名医陈治于康熙三十六年（1697）在岭南地区所著《伤寒近编》；何梦瑶同时代岭南籍医家郭治（元峰）著有《伤寒论》一书，但书中仲景原文很少，多为郭氏个人发挥的时病温病内容，刊本亦仅见道光七年（1827）郭麈标刊刻本。据此可推断何梦瑶是目前已知最早全注《伤寒论》的岭南籍医家。

在《伤寒论》编排上，一般以宋本《伤寒论》为准。而明清时期错简重订派医家方有执、喻嘉言等认为，《伤寒论》经王叔和等人整理注释后，在体例和内容上都存在错误，故而主张重新编次，特别是提出了以风伤卫、寒伤营、风寒伤营卫为纲，重新编次《伤寒论》太阳病篇的"三纲鼎立"说。维护旧论派医家，如张遂辰、张志聪等，则主张维持原体例不变。何梦瑶对两派的观点都有所取舍。

《伤寒论近言》共7卷，卷一为伤寒提纲、内经热病论、王叔和序例和伤寒论序，卷二注释太阳病，卷三注释阳明病，卷四注释少阳病和阳经合病并病，卷五注释三阴病，卷六注释汗吐下可不可、瘥后劳复、阴阳易病、痉湿暍篇、霍乱、温病、辨脉法和平脉法，卷七总列仲景原方。

一方面，何梦瑶认为《伤寒论》"论内各条次第，诸家编排互异，皆非仲景之旧，本来面目既不可考"，故主张重新编次以贯穿全文，在各篇篇首增述其重编之理；在编次体例上对《尚论篇》有所参考，认为喻嘉言于六经篇中"摘出温病、合病、并病、坏病各项,另立篇目,虽非仲景之旧,于理可通"。并认为《伤寒论》体例存在"随证立法,分隶各篇,细目虽张,大纲未举,读者苦无要领"的缺点,故于《伤寒论近言》卷首撰写"提纲"一篇,并于"提纲"之后紧接《内经》"热病论"(热论篇)原文及注解,提纲挈领,以使读者能了解《伤寒论》之梗概,明《伤寒论》之学术渊源,进而理解《伤寒论》原意,这都表明其对错简重订派主张的肯定。另一方面,他又认为王叔和"祖述《内经》,弃冕仲景,所言大醇小疵。诸家攻击太过,殊非平允"。主张仍将"伤寒例"列于开篇,其他篇目虽有调整,但《伤寒论》全文基本都未删除,并否定错简重订派"三纲鼎立"的核心观点,体现了其学术上对维护旧论派部分观点的肯定。但从总体上看,何梦瑶还是倾向于对《伤寒论》重新编次,并具个人特点。

其重新编次的出发点,并非强调要恢复仲景《伤寒论》旧貌,其言:"颠倒割裂,罪诚不免,然衷之于理,或亦无碍",说明其编排是依医理出发的,欲使学习者更易于理解原文。从各篇篇首所增之言亦大致可看出其本意,以《伤寒论近言》"太阳篇"为例。在篇首何梦瑶曰:"太阳受邪,浅而在表,治宜推之外出,不宜引之内入,发汗解肌,片言可毕。缘人之虚实不同,治之过误不一,则随变救逆,其法不得不详,又有统论证治,本非专属太阳,而叔和混行编入者,此本篇所以多至百余条也,分别观之。"阐明太阳病的病位病机治法及变证大纲,并认为太阳病篇存在王叔和"混行编入"统论证治类条文的情况,又引用王肯堂《伤寒证治准绳·凡例》中的观点,认为王叔和编次《伤寒论》:"凡曰'太阳病'者,入太阳篇,曰'阳明病'者,入阳明篇,各经准此。其但曰'伤寒病',而无可系属者,则凡是阳证皆混入太阳,以太阳为三阳之首,阳明少阳之病,皆自太阳传来,故系之太阳也;凡是阴证,皆混入厥阴,以厥阴为三阴之终,太阴少阴之病，皆传至厥阴而极，系之厥阴也。"故而《伤寒论》条文在六经病篇分布中皆存在相混的情况，而以太阳病篇条文混入最多。在条文编排上，何梦瑶又做了较大调整，大致将六经病各篇条文按提纲证、对应方药、治法禁忌、误治变证及处理、病证传变转归等顺序编排，更具逻辑性，便于临证应用。试以《伤寒论近言》太阳篇前36条顺序与宋本《伤寒论》对比为例。

表8 《伤寒论近言》与宋本《伤寒论》条文对照表

《伤寒论近言》条文顺序	宋本《伤寒论》条文顺序	何梦瑶编排理由说明
1. 太阳之为病，太阳病提纲证	第1条（同）	此5条，揭太阳脉症，而分别伤风伤寒也
2. 病有发热恶寒者，发于阳也	第7条	
3. 病人身大热，反欲得近衣者	第11条	
4. 太阳病……名曰中风	第2条"曰"作"为"	
5. 太阳病……名曰伤寒	第3条	
6. 太阳病……桂枝汤主之	第13条	以上（左）6条言桂枝为伤风主方，下三条言麻黄为伤寒主方
7. 太阳中风，阳浮而阴弱	第12条	
8. 太阳病，发热汗出者	第95条	
9. 病人脏无他病，时发热	第54条	
10. 病常自汗出者，此为营气和	第53条"营"作"荣"	
11. 太阳病，外症未解，脉浮弱	第42条"症"作"证"	
12. 桂枝本为解肌，若其人脉浮紧	第16条下	此3条论麻桂为太阳解表之主治也，然有不可概施者详于左（下）
13. 太阳病……麻黄汤主之	第35条	
14. 脉浮者，病在表，可发汗	第51条	

续表

《伤寒论近言》条文顺序	宋本《伤寒论》条文顺序	何梦瑶编排理由说明
15. 酒客不可与桂枝汤	第17条 "若酒客病"	此10条皆不可汗者也，凡汗之不当，致变多端，详于左（下）
16. 凡服桂枝汤吐者	第19条	
17. 衄家不可发汗	第86条	
18. 亡血家不可发汗	第87条	
19. 疮家虽身疼痛	第85条	
20. 淋家不可发汗	第84条	
21. 咽喉干燥者，不可发汗	第83条	
22. 汗家，重发汗	第88条	
23. 脉浮紧者，法当身疼痛	第50条	
24. 脉浮数者，法当汗出而愈	第49条	
25. 发汗后，水药不得入口	第76条	此数（12）条皆汗之或过或误而不当者也，致变不一，而详于亡阳者，盖人但知辛热之汗剂能亡液，而不知其能亡阳也，故详举以示戒耳。不当汗而汗，致变如是，则遇不可汗之人，当急其里而后其表矣！详如左（指37～39条）
26. 病人里有寒，复发汗	第89条 "病人有寒"	
27. 太阳病发汗，汗出不解	第82条	
28. 太阳病发汗，遂漏不止	第20条	
29. 发汗病不解，反恶寒者	第68条	
30. 发汗后，身疼痛，脉沉迟者	第62条	
31 发汗过多，其人叉手自冒心	第64条	
32. 未持脉时，病人手叉自冒心	第75条	
33. 发汗后，其人脐下悸者	第65条	
34. 发汗后，腹胀满者	第66条	
35. 病人脉数，数为热	第122条	
36. 伤寒脉浮，自汗出，小便数	第29条	

由上表可以看出，《伤寒论近言·卷二·太阳篇》的前 5 条内容，为宋本太阳篇前 3 条提纲证的基础上加入了"病发于阳"与"病发于阴"的阴证、阳证鉴别，以及"热在皮肤寒在骨髓"与"寒在皮肤热在骨髓"的寒、热内外证鉴别，以助于临证诊断；第 6～11 条为"桂枝汤证主方"条文，第 12～14 条为"麻黄汤证主方"，两方皆以汗法为主；故而第 15～24 条专论"不可汗"的情况；第 25～36 条则论述"汗法太过或误汗"，并认为世人常忽视"辛热之汗可以亡阳"的弊端，故而张仲景详细举例以示戒。之后条文又论述了"里虚急救里证"类条文、"表实可再汗证"、"表里热证"、热郁于内产生的"蓄水、衄血、蓄血、结胸"等变证，再列"脏结、痞证、热邪微郁上焦"类条文鉴别，最后述及其余"汗、吐、下、火治之失""太阳病预后及传经之症"类条文，以顺接"阳明篇"。"太阳篇"全篇共计 149 条，而宋本《伤寒论》为 178 条，其条文编次虽与宋本《伤寒论》有较大差异，但更突出条文编排的逻辑性与应用简便性，具有一定的参考价值。

2. 全注伤寒，反对三纲鼎立

何梦瑶国学功底深厚，擅长著述，而又"雅不欲为浮靡之辞"，注重从阐释医理的角度来注解《伤寒论》全文，其行文以夹叙夹注的形式展开，并列有提纲及分类按语等，使读者明白易晓。注解内容则集众家之长，引用了王叔和、成无己、王好古、陶节庵、王肯堂、张景岳、程郊倩、喻嘉言、吴谦、张志聪等人的注解，能有所取舍并提出自己的观点。如其对《伤寒论》一书的性质，持"狭义伤寒"的观点，认为《伤寒论》是以论治冬日外感风寒邪气的外感热病为主，并结合人体体质因素分为直中寒证和传经热证两大类。其云："冬伤于寒，诚以冬月风寒严厉，最能伤人也，当分直中寒证、传经热证。直中者，因其人平日虚寒，阳气衰微，不能捍卫乎外，寒邪得以直入深中脏腑，此时阴寒之证。传经者，其人平素壮实，或虽虚而有火，寒邪虽厉，内之阳气足以拒之，深入不能，只伤其外。皮肤受寒，则阴凝之气，足以闭固腠理，而本身之阳气，不能发泄于外，是以郁而为热。"而其对喻嘉言的伤寒"三纲鼎立"说予以反对，说理颇详。

喻嘉言承方有执之说，认为伤寒六经以太阳经为大纲，而太阳经病证又以风伤卫、寒伤营和风寒两伤营卫为纲，风伤卫则以桂枝汤解肌，寒伤营则以麻黄汤发汗，风寒伤营卫则以大青龙汤两解，是为伤寒"三纲鼎立"说。何梦瑶则认为风、寒之邪皆能伤卫，亦皆能伤营，而非"风伤卫、寒伤营，风寒伤营卫"。首先在病邪属性上，何梦瑶认为风为卫分之邪，寒为营分之邪，风邪可按季节分为阴、阳两种，春夏之风多温热，当为阳邪，治以辛凉；冬日之风多寒冷，当与寒邪同属阴邪，治以辛温，而非"风为阳邪，寒为阴邪"。其曰："冬月风厉寒严，总皆阴气。特有风始寒，不若无风亦寒之冽。因以伤之在营而深者为寒，在卫而浅者为风耳。要之寒甚之时，无风且寒，况加之以风乎？风寒皆能伤卫，皆能伤营。必强为分别，谓风伤卫而未及于营尚通，谓寒伤营而无与于卫，则卫居营外，未有不由外而能及内者也。"又引王叔和《辨脉法》中"寸口脉浮而紧，浮则为风，紧则为寒，风则伤卫，寒则伤营，营卫俱病，骨节烦疼，当发其汗也"与"伤寒脉浮紧，中风脉浮缓"对照佐证，认为伤寒实为营卫两伤而非单纯伤于营，中风与伤寒的分界并非"风伤卫、寒伤营"，从而否定"三纲鼎立"说。

在用药上，何梦瑶认为，太阳中风与太阳伤寒均是表受邪气，均要发汗解散，而非桂枝汤止汗，麻黄汤发汗。中风有汗是因其邪伤人尚浅，多只及卫分，腠理虽闭而不固，肌表之气郁而蒸汗时出，不能受任麻黄发汗之猛剂，故用桂枝发汗，而以芍药为之佐制缓解，不至出汗太过，待表邪解散，自汗亦止，是用汗法以止汗，恰如通因通用；而太阳伤寒则已伤至营分，邪气较深，既闭又固，故需用麻黄汤猛剂发汗以祛邪；若邪再入里，内外皆郁热，则宜用大青龙汤表里双解；郁热全入里，则宜用白虎汤清其里。其在注解"太阳篇"第 43 条（宋本《伤寒论》第 38 条）"太阳中风，脉浮紧、发热、恶寒、身疼痛、不汗出而烦躁者，大青龙汤主之"时，亦通过对成无己等人注解的批驳，详述其对桂枝、麻黄、青龙三方用法的见解。其注曰："麻、桂二方，均为发汗之剂，而有轻重不同，桂枝虽不能兼麻黄，而麻黄则可兼桂枝，重可赅轻也。谓用桂枝遗寒是矣，谓用麻黄遗风，有是理乎？成氏意以大青龙汤为麻桂合剂，故有此说，不知桂枝、甘草二味，麻、桂二方所同，其异者，一加芍药、甘草（"甘草"当作"姜、枣"）为轻剂，一加麻黄、杏仁为重剂耳。大青龙全用麻黄汤中药味，麻黄且加一倍，虽于桂枝汤采用姜、枣，而芍药则又删去，是其发散之力，比麻黄汤尤重可知，轻则非重，重则非轻，而曰轻重并用可乎？大抵此本伤寒证，而冠以中风者，或传写之误，或仲景以风寒虽有微甚之分，要皆阴邪，可分说，亦可互言，原未尝板泥，均未可定。脉症既属伤寒，仍当用麻黄，因多烦躁一症，知其寒邪深锢，郁热特甚，已及于里，非猛发不可，非清解不能，故倍麻黄而加石膏，表里双解耳。生姜亦助发散，取生姜则不取芍药，而去芍药则又虑发散太过，中气易虚，故又取大枣，立方之意如此。"说理十分透彻。而且在"太阳篇"第 64 条（宋本《伤寒论》第 39 条）"伤寒，脉浮缓，身不疼，但重，乍有轻时，无少阴证者，大青龙汤发之"的注文中，其赞同程郊倩的观点，认为此条为表邪兼有内水证，需散邪涤饮，又无烦躁之症，无需用石膏，故而"大青龙汤"当作"小青龙汤"。

3. 注重层次，阐发伤寒六经

从上文可知，何梦瑶在应用桂枝汤、麻黄汤和大青龙汤时，强调三方对应的病证是由轻到重、由浅入深、逐层递进的过程，注重在表里层次上的区别，而其对伤寒六经的研究，亦注重从表里层次的角度展开。

六经辨证论治体系，是《伤寒论》的主要学术成就之一，历代医家研究《伤寒论》皆颇重视伤寒六经。《医碥·卷之一·表里论》有云："伤寒传经之次，首太阳，次阳明，次少阳，次太阴，次少阴，次厥阴……少阳之府胆，所贮精汁，类于物，则似腑也，然亦藏而不泻，则又似脏，故其经脉属半表半里，此无可疑。独肾位肝下，最属深藏，其经脉应为里之里，乃反为里之中，此则不能无疑。岂经脉虽连系于脏腑，而其表里层次，自以其行于肌肤之浅深分，不照脏腑之部位为次序耶？且此止言足经耳，若手经之次第，亦有可得而言者耶？窃疑《内经·热病论》论伤寒传经之次，乃仿运气，厥阴为一阴、少阴为二阴、太阴为三阴、少阳为一阳、阳明为二阳、太阳为三阳之说以为言。然此乃言客气之次第，恐未可为病机之据也。"可知何梦瑶在《医碥》中对传统的伤寒六经传变理论已有颇多思考和质疑，而在《伤寒论近言》中，何梦瑶对自己的见解予以了解答和补充。

在《伤寒论近言》中，何梦瑶认为伤寒可分为直中寒证和传经热证，传经热证郁而不泄，则向内传变。其传变乃由浅入深、以经脉为传导的六经传变过程，经脉内系脏腑，外行躯体，有如江河行于地表，"过都越国，必由江河以达，故曰传经"。而对"伤寒六经传足不传手"的说法，何梦瑶认为人体经络相通，运行不断，邪气没有只入足经而不入手经的道理。之所以只言足六经，是因为足经循行周身，经脉较手经长远，实已涵盖手六经在内，并联系脏腑理论和症状表现予以佐证。认为手太阴肺经下络大肠，而肺系为喉管，故与足太阴脾经皆可有腹满咽干的症状，而且肺主皮毛，风寒邪气犯表，肺经亦有损伤，而不局限于太阳经；心主神明，开窍于舌，心经夹咽，故手少阴心经与足少阴肾经皆可有神昏（但欲寐）、口渴舌干的症状；手厥阴心包经循胸下膈，故与足厥阴经皆可有烦满见证；小肠为泌别清浊之所，手太阳小肠经会大椎循项，故与足太阳膀胱经皆可出现小便不利、项强脊痛的症状；手阳明大肠经与足阳明胃经皆可出现泄利燥结、身热鼻干的症状；手足少阳经皆可出现耳聋胸痛的症状。所以，何梦瑶认为六经传变不能拘泥于"传足不传手"的理论。

在传经次序和日数上，何梦瑶不拘于《素问·热论》的"一日太阳，二日阳明，三日少阳，四日太阴，五日少阴，六日厥阴"一日一传之说，认为此说只言大概，不能拘泥，而要以临床实际症状表现为出发点，"但见某经脉证，即治某经，斯为活法"。与朱肱、陶节庵等人呼应。并主张六经表里层次说，认为六经实质是从躯壳浅深分，太阳最浅，为第一层，太阳发热并非只有背部（足太阳膀胱经）发热，而是周身皆能发热，再由浅入深传变，阳明为第二层，少阳为第三层，太阴为第四层，少阴为第五层，厥阴最深，为第六层，与程郊倩的观点相合。在分经病与腑（脏）病的问题上，何梦瑶认为，六经病皆有经病和腑（脏）病，并从阴阳表里上区分，三阳病证，邪多在表或表里之间，以经病多而腑病少，故以表证为主；三阴病证，邪已入里，脏病多而经病少，故以里证为主，而少阳病证，居半表半里之间，故以经腑同病、表里兼见的情况为主。

在治疗上，何梦瑶注重祛邪法的运用。其发挥《内经》"邪走空窍"的理论，认为汗法为解表"开前门"，利尿法、下法为攻里"开后门"。太阳、阳明经病皆可汗而解之，太阳膀胱腑病可从小便利出，阳明胃腑病可下而解，少阳居半表半里，胆腑无"后门"出路，故仍从"前门"出，又有郁热需清，故用以小柴胡汤，其认为小柴胡汤的和解法本质是汗而兼清之法，颇有见地。三阴病则脏病多，离"前门"太远，又无腑以"走后门"，故皆借"躯体之大空窍"胃腑以逐邪。对《伤寒论·阳明病篇》第184条提出的"阳明居中，主土也，万物所归，无所复传"的观点，其认为："诸经之邪皆得入胃……脾亦土而居中，何不入脾？曰：邪走空窍，胃上通咽门，下达二肠，其为空窍大矣，虚则能受也。"邪走胃窍，然后可通过下法以给邪出路。何梦瑶认为三阴病亦有邪还于表者，则仍可从表解，而若不还表，又不入胃腑者，则仍当清解之。其说理十分具有逻辑性和实用性，颇能启迪临床思维。

4. 区分伤寒、温热病与瘟疫

何梦瑶在《医碥》中把伤寒、温热病和瘟疫分开来论述，认为三者的病因病机、治法方药皆有区别。设有"伤风寒""伤暑""伤湿""伤燥""春温"和"瘟疫病论"等独立篇章。其中，"伤风寒"篇主要论述"邪浅只犯皮毛"的伤寒轻证；"春温"篇主要论述春温、温疟、风温、温毒、湿温等温热病；"瘟疫病论"则以较大篇幅讨论了瘟疫的病因病机、治法方药和愈后调护等。其认为温热病与伤寒不同，春温是春日人体阳气发动，遇风寒外袭，腠理闭而郁热，虽与冬月伤寒皆有发热，但伤寒有恶寒证，而春温没有恶寒，且伤寒可用辛温发汗，而春温宜用辛凉解表；风温即春温之重者，但风温内热炽盛，蒸发而有汗，且壮热伤气，故一般不宜用汗法、下法（若里热已实则可下），更不可以火疗，而当用双解散（防风通圣散合六一散）去麻黄，加桂枝、石膏治之。春温解表亦必兼清里，也可用双解散加减治之。何梦瑶认为此方泄热最佳，虽内有芒硝、大黄，但"温热证误下不妨，误汗则殆"，贵在临证斟酌；风温汗多脉虚，则用桂枝汤合人参白虎汤；温毒为温病兼暑证，治法与风温相似，湿温则为温病夹湿，用白虎汤加苍术、茯苓清热祛湿。对温疟一证，何梦瑶虽循《内经》之说，认为是冬中风寒，气藏骨髓，至春而发，至夏遇暑而甚之证，但何梦瑶质疑伏气温病说，所以对温疟成因亦存在一些质疑。

在《伤寒论近言》中，何梦瑶更明确指出："冬伤寒、夏伤暑、春温、秋燥、长夏湿，皆当时之气为病也。至若《序例》之所云冬温、夏寒疫，则非时之气为病也，亦曰天行病。至于瘟疫，则又天行邪气之至毒者，邪多从口鼻吸入，非必有风寒侵其皮肤也……所感者，至厉之气，则病气亦复至毒，尸气更复秽恶，宜其易于传染也。"指出伤寒、温热病与瘟疫的区别，强调瘟疫乃"天行邪气"所致，邪气由口鼻而入，而且具有流行性与传染性。又认为瘟疫多发于春夏，受病与伤寒、温热病、冬温、夏寒疫均不同："伤寒从皮毛入，此（瘟疫）从口鼻入也；又与温暑不同，彼所感者，犹是天地之正气，此所感者，天地之邪气也；又与冬温、夏寒疫不同，彼虽为时令之邪，而不若此之邪而且毒也。"从病因、感染途径上，区别了伤寒、温热病与瘟疫。在注解《王叔和序例》时，又对温热病中的风温、春温、温疟、温毒和温暑再予以诠释说："温自是春令之病，风温即春温，风木为春气，故又名风温耳。温疟则温病之往来寒热如疟者，如伤寒之有少阳证也。温毒亦即温病之甚者。"在治疗上，亦与《医碥》中的相关内容相呼应，风温用辛凉双解法，温暑亦用辛凉，但凉多辛少，注重兼清其里，汗多则加敛汗之药，汗多伤气者可加人参。对伤寒与瘟疫的治法，赞同喻嘉言之说："伤寒邪中外廓，一表即散；瘟疫邪行中道，表之不散。伤寒邪入胃府，一下可愈；瘟疫邪遍三焦，散漫不收，下之不除。"提倡以达原饮为主方加减治疗瘟疫。

5. 质疑伏气温病说

何梦瑶认为，温病非发于冬时伏寒，而为春夏感温热之气所引发。其观点可能源于其对岭南地区的气候、地理和疾病谱的长期观察。岭南地区气温偏高，四季不分明，外感以暑、热、湿、风邪气为主，寒邪相对较少。春夏之季，人虽亦受风寒之邪，"盖春初风寒料峭，夏月人多贪受风凉，因而生病，此与伤寒异时同理"，但病证较冬日伤寒为轻，故名"感冒"；若感温气而病温，感热气而病热，则为温病。对《内经》所言"冬伤于寒，春必病温"，何梦瑶赞同程郊倩之言，主张需与"冬不藏精，春必病温"合看，"寒"指代"肾"，而非冬日风寒邪气伏藏人体，至春发为温病，其在《医碥·卷之二·春温》言："经谓：冬伤于寒，春必病温。又谓：冬不藏精，春必病温。又谓：凡病伤寒而成热者，先夏至日为病温，后夏至日为病暑。程郊倩谓：冬伤于寒，寒字当肾字看。盖肾水属冬，其气寒，故古人往往言肾为寒，如言肝为风，言脾为湿之类，细阅前代医书自见。冬伤寒云云，谓耗伤肾水，阴精泄而不藏，阴虚则火炎，至春阳气发动，炎炎之势不可遏止，一为风寒所郁，故温热病生耳。然岂特不藏精者乃然哉？即在平人，当春阳气升发，感受风寒郁而成病者固多。"在《伤寒论近言》中，其更明确提出其反对伏气温病的主张，对王叔和所言冬日"寒毒藏于肌肤，至春变为温病，至夏变为暑病"的论断予以否定，认为《素问·热论》虽有云"凡病伤寒而成温者，先夏至日为温病，后夏至日为病暑"，但并未确指此"伤寒"为冬日伤寒，亦可能是指春夏感受风寒邪气。

何梦瑶又进一步从体质、寒邪性质上予以解释："盖人身元气壮实，邪不能入。邪之所凑，其气必虚。使虚在火而寒邪（耶），则寒邪深入骨髓，当为直中矣。岂能安然待至春夏而后发也？使虚在水而热耶，则寒热不同气，势必拒击，安能祸居无猜，历春而至夏也。内藏者为寒邪矣，不识久藏骨肉中，依然不改其寒耶？则其发也，仍是寒病，不应变为温热也。如以为随时令而变耶，则沉阴冱寒，忽转温热，正是阳回佳兆，又何病之云也？"

而对《素问·疟论》"温疟者，得之冬中于风，寒气藏于骨髓之中，至春则阳气大发，邪气不能自出，因遇大暑，脑髓烁，肌肉消，腠理发泄"，何梦瑶则质疑说："温疟论固谓邪不能自出也。如必待感于温暑之气而后发，则二气自能为病，安知非感温气者自病温、感热气者自病热？而何必种根伏蒂于冬寒也……为害者，自是暑热之气，于伏寒无涉。"上文补充了其《医碥·卷之二·春温》篇中对温疟的认识。

何梦瑶质疑伏气温病说，应是其结合岭南温病发病特点所提出来的观点，对区分伤寒与温病有积极意义，不过毕竟只是一家之言。与其同时代的名医叶天士在《幼科要略》（1768年）中提出伏气学说，清末名医王孟英虽对何梦瑶的观点有颇多引用，但却从叶天士《幼科要略》中节选了伏气、风温、夏热等病条文，改名为《叶香岩三时伏气外感篇》，使伏气温病说又兴起。清末民初何廉臣重订戴天章、陆懋修删补的《广温热论》，创立了伏气温病辨证论治体系，强调伏气温病与新感温病的区别，对中医温病学的发展有所贡献，对当下论治各种传染病亦具有现实意义。

6.《瘟疫病论》，取材《嵩厓尊生》

何梦瑶《医碥·卷之二·瘟疫病论》篇幅较大，对瘟疫病因病机、传变途径、常见症状、变证兼证、妇人小儿瘟病及对应治法、备用方药等均有论述，颇为系统详细。该篇篇名与其他篇目只以病证命名（如"伤风寒"篇、"春温"篇）不同，加有"病论"二字，当前学者多认为该篇是何梦瑶对吴又可《温疫论》的高度概括和补充发挥，亦是何梦瑶瘟疫学术思想的集中体现。但存在一些疑点：一是何梦瑶在该篇中对吴又可和《温疫论》只字未提；二是吴又可颇重视"温疫九传"，何梦瑶在文中亦未言及；三是该篇中的"瘟疫备用诸方"，在《温疫论》中并不见；四是吴又可《温疫论》列有"《伤寒例》正误"篇，篇中有言"风寒所感，轻则感冒，重则伤寒，即感冒一证，风寒所伤之最轻者，尚尔头疼身痛，四肢拘急，鼻塞声重，痰嗽喘急，恶寒发热，当即为病，不能容隐，今冬时严寒所伤，非细事也，反能藏伏过时而发耶？"明确表达其对伏气温病的质疑，可以说与何梦瑶的观点颇合，但何梦瑶在论述其质疑伏气温病说时却只引用了喻嘉言和程郊倩的注文，未引用吴又可的观点；五是《温疫论》论温疟"凡疟者……设传胃者，必现里证，名为温疟，以疫法治者生，以疟法治者死"的观点，也有助于解答何梦瑶对《内经》"温疟"的疑惑，但何梦瑶亦未引用。综上所述，何梦瑶的《瘟疫病论》，可能并非其直接从吴又可《温疫论》中辑出。

经笔者研究发现，何梦瑶该篇内容实际上出自景日畛《嵩厓尊生·第十卷·周身部（上）》的"瘟疫病论""瘟疫备用诸方""瘟疫杂病论""瘟疫兼症论""愈后诸病论""妇人小儿瘟病论"和"补遗病论"等篇章，在顺序和内容上均与《嵩厓尊生》保持一致，而目前学界总结何梦瑶的瘟疫学术思想，基本都忽略了何梦瑶对《嵩厓尊生》的继承，在结论上就出现了偏差。当然，我们不能因为何梦瑶的《瘟疫病论》主体内容取材于《嵩厓尊生》一书，就否定他的瘟疫学术思想，应从中看到其善于取舍的一面。在《瘟疫病论》中何梦瑶对景日昣的观点也有所发挥，如景日昣论治瘟疫仍循吴又可的"温疫九传"理论，把瘟疫传变病证分为膜原伏邪传表病、再表病、里病、再里病、表里分病、再表里分病、表胜里病、里胜表病（吴又可把表胜里病和里胜表病合为表里偏胜）、先表后里病和先里后表病。而何梦瑶则将其传变概括为邪传表、邪传里、表里分传和表里递传四类，便于理解和实际应用；又如对瘟疫初起用达原饮一方，何梦瑶认为"初起可用，若病成热炽，用此恐无济。有表者宜用河间双解散，无表者宜用东垣二圣救苦丹。以及凉膈、白虎、黄连解毒、普济消毒等剂"。丰富了瘟疫治法，对下后病愈结存证，景日昣承吴又可之说认为饮食调养即可，而何梦瑶补充可用滋阴法使其下润自通。尤其是吴又可未把温热病和瘟疫分开，景日昣亦只言瘟疫不言温热病，而何梦瑶能明确将两者分开，亦是一种进步。更为难得的是何梦瑶在思恩任县令时，疠疫流行，缺医少药，何梦瑶广施方药，饮者辄起，引起了时任两广总督策楞的重视，将其方药公布于各个县邑，活人甚众。这也是其把理论知识有效运用于临床的具体体现，在岭南医学史上有重要意义。20 世纪 60 年代，广州出现流感疫情，邓铁涛等医家以达原饮为主方治疗，收到良好的效果；2002～2003 年从广东开始出现，迅速流行扩散至全国的 SARS 疫情中，中医药为疫情的控制做出了重要贡献，其中达原饮的运用功不可没，这与何梦瑶善于运用《温疫论》的达原饮可谓不谋而合。

综上所述，何梦瑶在伤寒和温病研究方面均有所成就，作为目前已知岭南籍医家中最早全注《伤寒论》者，其主张对宋本《伤寒论》重新编次，应属"错简重订派"，但又不采纳喻嘉言的"三纲鼎立"说，不否认王叔和的功绩，对《伤寒论》原文基本未删减，而又注重理论知识的临床实用性和简便性，注重六经实质研究。在《医碥》中亦有不少篇幅论述伤寒蓄血证，论述恶寒、发热、汗证、厥逆等疾病时均注重伤寒类证的鉴别，应当说对"明清伤寒三派"的学术观点都有所汲取和发挥，并形成个人见解。在温病方面，尽管其《瘟疫病论》内容主要取材于《嵩厓尊生》，但不能否认其在温病学上的学术成就，其明确区分了伤寒、温热病和瘟疫，质疑伏气温病说，并结合岭南实际情况，亲自参与疫病防治，活人无数，初步构建了岭南温病学框架，对岭南地区伤寒、温病学术的发展均有重要的贡献。其著作《伤寒论近言》具有重要的学术价值，惜该书刊刻太少，流传不广，又因清代伤寒、温病名家辈出，著作众多，伤寒温病学术中心基本集中在江浙皖一带，何梦瑶的伤寒著作遂为所掩，一度濒临失传。因此，当前十分有必要再对其进行深入研究。

（四）医学教育，善于传授诊法

1. 自编讲义，普及医学教育

何梦瑶不仅在医学理论和临证实践中有所建树，在医学教育上亦颇有成就。观其一生，何梦瑶十分重视教育事业，在他考中进士前就曾"廿年讲学西樵洞"，为官后仍以教育后学、开化民风为己任，不仅多次捐资办学，还多次担任科举考官，培养人才，提携后学。退居故里后，又先后担任粤秀、端溪、越华书院山长，编辑教材，教书育人。何梦瑶治学受惠士奇影响重大，主张经世致用，教学上亦注重实学，不仅教授科举考试内容，亦教授学生音乐、算术、易学等方面内容，医学内容更是其教学特长，而尤其重视诊法的教授，认为学医者先需"四诊明，方药备"，然后才能进一步深造，寿世事亲、治病救人。早在担任思恩县令时，就积极为当地医生授课，亲自编写讲义，讲授中医知识，培养了不少医学人才。

何梦瑶注重医学知识的简易和普及化，善于编写中医歌诀等，曾著有《四诊韵语》《本草韵语》等中医入门歌诀，但这些书籍在其生前未能出版，后经其次子何之蛟及其曾孙何清臣整理，增订为《乐只堂人子须知（韵语）》四卷，卷一"四诊韵语"为何梦瑶所作，卷二为"汤头歌诀"，内容与汪昂《汤头歌诀》大同小异，系其子何之蛟增入；卷三为附诊脉谱、引经报使歌、十剂、七方、服药法则、煎药用水歌及"药性"草部，其中"附诊脉谱"标明为"僧互禅增选"；卷四为"药性"的木、果、谷、菜、金石和虫介部，"药性"共载药物 316 种，内容基本取材于汪昂《本草备要》，经自编歌诀而成，并附有注解，其内容有可能出自《本草韵语》。该书内容多为韵语歌赋体裁，通俗易记，间有注释，阐发深义，亦颇有特色，理论价值颇高。其中《煎药用水歌》也曾见载于《医碥》。其歌云："急流性速堪通便，宣吐回澜水最宜。百沸气腾能取汗，甘澜劳水意同之。黄齑水吐痰和食，霍乱阴阳水可医。新汲无根皆取井，除烦去热补阴施。地浆解毒兼清暑，腊雪寒冰治疫奇。更有一般蒸汗水，奇功千古少人知。功堪汗吐何须说，滋水清金理更微。"并附有注解，因其内容简明独特，朗朗上口，受到后世诸多医家的引用。

《四诊韵语》全文分为十二经脉歌、四诊心法撮要、辨阳证阴证要诀、诊脉别解、附录徐灵胎诊脉决生死论、望色要诀、察面、察耳目鼻唇齿、辨舌要诀、辨舌苔要诀、察舌、察身肢、闻声要诀、闻诊歌、问诊要诀、问寒热、问头身、问饮食、问二便、问汗液血、问昼夜轻重、问七情、八脉要咏、脉象宜忌、胎产脉、死脉等篇章，可与《医碥·卷五·四诊》羽翼，相辅相成。其中有部分内容引自《医宗金鉴》的《四诊心法要诀》和《伤寒心法要诀》等，《诊脉别解》和《望色要诀》亦见于陈修园《医学实在易》（1844 年刊行）的《四诊易知》篇中，内容和注解几乎完全相同，而陈修园生于乾隆十八年（1753），较何梦瑶为晚近60年，有可能陈修园曾见过何梦瑶《四诊韵语》的手抄本，但还有待进一步考证。

2. 四诊合参，精研寸口脉法

何梦瑶在诊法上颇有创见，《医碥·卷之五·四诊》由其在思恩编写的四诊讲义修订而来。论述诊法，注重四诊合参，望诊分为察面、目、耳、鼻、唇齿、舌、身、手足等，囊括周身，对舌诊颇有心得，尤善于运用舌诊法诊断外感热病，这可能与当时思恩疫病流行有关。如其认为："伤寒热止在表者，舌无胎（即苔，下同）。热邪传里，则胎渐生，由白而黄而黑，由润而燥，而拆裂，由滑而涩、而芒刺，皆以热之浅深微甚为层次。"通过舌苔及舌质的变化判断伤寒的传变；又如其论纯白舌，认为"伤寒白滑胎舌，为热初入内，犹带表证，表剂中加清凉之品……温热病，一发便壮热烦渴，舌正赤而有白胎者，虽滑，即当用白虎，治其内热而表自解，切不可用表药。时疫初起，胎白如积粉"；论白杂色舌，言"伤寒热入胃，则白胎中黄，白多黄少而滑，尚带表证，仍宜于解表药中加清凉之品；黄多白少，干涩，无表证者，或清或下；若燥裂生芒刺，则必下无疑。温热时疫，则虽润滑，亦宜凉膈、白虎、承气之属，以清热攻里，万不可发表也"。对伤寒、温热病及时疫的舌象特征，结合病证表现予以鉴别，并列治则治法，颇有临证参考价值。其论纯黄舌、黄杂色舌、纯黑舌、黑杂色舌、赤色舌、紫色舌等，均结合对外感热病的诊断，并注重对急危重症及兼证的判断。如其言："遍舌黑胎，夏月或可救，以炎令邪火内外燔灼，黑胎易生也，犹可攻治。冬月得此舌，必死""紫色舌者，兼酒毒所致，其色必深紫而赤，且干涸。若淡紫而带青滑，则又为直中寒证矣，须辨。"并认为："舌胎不论何色，但干燥者必属热，惟润滑者须审。"强调通过舌苔的润燥度来判断病证的寒热属性，颇为实用。在闻诊方面，何梦瑶阐发不多；问诊方面基本围绕寒热、头身、饮食、二便、汗液及血、昼夜轻重、证见先后及七情状况等。而四诊之中，其对寸口脉法，研究最为精深。

何梦瑶论寸口脉法，源自《内经》《难经》《脉经》等经典医籍，从脉之部位、形体、行动、歇止等不同角度对脉象予以阐发。其论脉注重提纲挈领，从形体上论长、短、大、小（细）、虚、实、缓、紧脉，认为"长短以纵言，大小以广言，虚实以蕴积言，缓紧以张弛言"，兼论洪、散、微、芤、弦、革、牢、软（濡）、弱等17种脉象；从脉之行动上论浮、沉、迟、数、滑、涩、伏、动等8种脉象；又从脉之歇止上论结、促、代等3种脉象，共计28种。在论各脉主病时，何梦瑶主张："序浮沉迟数虚实六脉于先，余脉于后。长大实滑等有余之脉，主证多同；短细虚涩等不足之脉，为病相类，当会通观之。非入于此者，即不入于彼也。如头痛身热，隶之浮数，岂他脉便无此二证哉？览者但取其意，勿泥其文，便触类旁通，引伸不尽矣。"对浮、沉、迟、数、虚、实六脉及相兼脉之病证论述尤为详细，亦强调不可拘泥。

难能可贵的是，何梦瑶在论脉法时能尊古而不泥古，敢于对经典医籍中一些存在歧义的内容提出自己的见解。如其对《素问·脉要精微论》"尺外以候肾，里以候腹"的寸口脉脏腑配属法存在质疑，认为："心、肺、肝、肾，脏也，反候于外；胸中、膻中、膈、腹、包里此藏者也，反候于内，恐传写之误，当以胃外脾内例之，易其位为是。"而针对历代医家在右尺脉配属"肾、命门、三焦"上的歧义，何梦瑶认为："右尺所候，只一命门尽之，不用更举三焦、右肾名色。何则？三焦若以位言，则即经之所谓胸中、膈中、腹中也。若以三焦之元气言，则即命门之真火耳……两肾既皆属水，则当统于左肾，而右肾之名固可不立。"主张左尺候膀胱与肾，右尺候命门，又强调在寸口脏腑部位配属上不可拘泥。其云："部位虽分，气脉实贯，寸口三部，仅长寸许，除浮沉大小不能无异外，其余迟数等脉，大概无殊。从未见有寸迟而关数、寸滑而尺涩者。"其观点注重临床实证，具有一定的参考价值；又如其从生理角度出发，认为"人迎脉，恒大于两手寸口脉数倍，从无寸口反大于人迎者"，对《灵枢·禁服》中"春夏人迎微大，秋冬寸口微大，如是者名曰平人"有所质疑；又如其对《灵枢》"人每日一万三千五百息说"及《素问》"南北政脉法"的质疑等，前文已有详述。其对脉法亦不拘泥，认为："一脉而数病，亦一病而数脉，即欲胶执言之，又乌可得哉？"又如其诊奇经八脉，认为"奇经之病，当以证诊，勿专恃脉"，其敢于疑古并提出自己的见解，受到了后世许多医家的赞赏和肯定。

此外，何梦瑶还注重脉的四时五脏配属、胃气、男女脉异同、胎孕脉、顺逆及脉症从舍等相关问题。其注重体质学说，认为人体脉象与禀赋息息相关，许多观点都受到了后世医家的重视和引用。如其认为，小脉"与大相反，一名细，细甚无力名微"，以及脉症从舍等观点均被五版教材《中医诊断学》所引用。其教授门人医术，亦注重诊法的传授。如《旧西宁县志》卷二十六《艺文志》记载，何梦瑶退居故里后，连城庞塞人庞遇圣仰慕其学，曾拜其为师，学医两年后归里行医，凡诊伤寒杂病、妇科儿科，靡不经验奏效，名重乡里，著有《四诊韵言》一卷，《伤寒脉证指掌》一卷，惜均佚失。其《四诊韵言》一书，很可能是对何梦瑶四诊思想的继承和发挥。

（五）文中融医，非医著作拾杏

何梦瑶天资聪颖，治学广泛，著作颇丰，除医学以外，对文学、史学、天文、术数、音乐、数学等各学科内容都有涉猎，且有诸多非医学著作存世。在这些非医学著作中，亦蕴含着一些何梦瑶对医学的见解和医疗实践记录，对了解何梦瑶的医学思想颇有助益，因内容颇多，略择其要，以窥一斑。

1.《菊芳园诗钞》中的医学内容

《菊芳园诗钞》是何梦瑶的诗歌集，共载诗歌 610 首，其诗歌有叙事有抒情，有写景有咏物，有酬唱有悼念，有论史有题画，并善于运用典故，内容丰富，亦有些与医学相关，兹略叙一二如下。

（1）涉及医学典故

何梦瑶在诗作里多次以"捣药（人）""卖药""采药""药囊""壶天""橘井""大夫""医"等医学称谓，亦涉及张仲景、淳于意、葛洪、刘完素等医家，表明其对医家身份的认同及对医学事业的孜孜追求。

如《匊芳园诗钞·卷七·悬车集》中的《庚午遇小山四兄安舟，重读＜捣药岩集＞，次壁间王书门少参韵，赠之》云："君时年六十，四十曾不异。岂有大药资，至道但嚻闶。我亦行药人，未老衰先至。徒诵捣药诗，未了药药义。遁迹已壶天，讲学又马肆。劳生苦未休，近死讵能避。"该诗写于清乾隆十五年（1750），何梦瑶刚退居故里，悬壶济世，并散代粤秀书院山长，从诗中可以看出何梦瑶对自己的医术不满意，也表现了他对医学孜孜以求的精神。诗中的小山四兄为其友，在同集中还有一首《小山四兄饷橙酬以五绝句》，内有"白捣金丸伴两脐（胁），菊天新酒忆当时"之句，可知小山四兄也是个精通医术的人。

《匊芳园诗钞·卷六·鹤野集》的《初醒翁以诗送行次韵奉答》有"何日期君归采药，鹿门山下访庞公"，庞公指东汉隐士庞德公，曾在鹿门山采药而隐。《匊芳园诗钞·卷七·悬车集》的《午睡》云："典却枯琴枕药囊，北窗不拟傲羲皇"，羲皇指伏羲氏，而其诗作《捣药》更流溢出其罢官归里行医初期贫困交加的境遇。其一云："贫病无良药，聊丸辟谷方。闲宜分墨柞，勤合让花房。微馥怜侵袖，余辛笑捣姜。粟瓶空已久，饥鹤讶春粮。"其二云："玉女剂频分，蜂粮续续匀。未须丸药婢，还借赁春人。响笒松风阁，香余石碾尘。翻思谢筛捣，黄独瓮头春。"

《匊芳园诗钞·卷六·鹤野集》的《襄平杂咏用老杜秦州诗韵》其三："襄平老刺史，著述拟长沙。药录垂千卷，州图领万家。治人人不治，驻景景偏斜。白首犹友拄，辽东豕自夸。"该诗写于何梦瑶任辽阳州牧时，诗中"长沙"指张仲景，何氏自注"时方著医书九种"，可知其时医著手稿已甚丰，并给人治病，全诗颇有自嘲之韵味。

《菊芳园诗钞·卷五·寒坡集》之诗《五十》亦云："不信今朝刚五十，依然四十九头颅。诗惭鼻祖称才好，医笑头衔署大夫。"此诗写于何梦瑶担任思恩县令时，在思恩他曾广施方药、防治瘟疫，又自编四诊教材，教授邑医，从诗中可看出当时何梦瑶的医术已在当地为人所识。

《留别吴复斋》其三："淳于有令子，尺牍几时陈。作相当医国，为儒且事亲。烟霞吾锢疾，橘杏尔长春。卖药归东海，壶天愿结邻。"写于其启程离开辽阳时，诗中运用淳于意之女缇萦以身代父赎罪的典故，又提到"大医医国""儒门事亲""锢（痼）疾""橘井""杏林""长春""卖药""壶天"等中医词汇，但全诗朗朗上口，知己惜别之情跃然纸上。

《菊芳园诗钞·卷七·悬车集》的《次耿湘门韵赠沈卓斋》云："南村我亦休官侣，东海君应卖药同。笑道良医即良相，阿衡功业鼎烹中。"《送张柏园》其二："骊歌一曲酒千钟，卖药韩康意倍浓。莫误当归辄相饷，梅关吾欲一丸封。"在《寿大中丞苏公》亦有"抽笞簪贺监，卖药拟韩康……三江开瘴雾，五管肃秋霜"之句，诗中所言"韩康"，字伯休，汉代隐士，常游名山，采药卖药，后遂以其名泛指采药、卖药者；"三江""五管"皆指代岭南地区，"瘴雾"形容岭南瘴气缭绕的地域特点。

何梦瑶的诗作中多次提到东晋道家名医葛洪、葛妻鲍姑及炼丹术等。如《菊芳园诗钞·卷二·鸿雪集》中的《寿祁母邵太君·其四》云："葛仙三岛驾飚车，勾漏丹砂驻鲍姑。""卷七·悬车集"中的《代寿傅宜人》"又"篇："葛仙已作方壶客，鲍媪仍为南海人。"葛洪曾在广东罗浮山炼丹，勾漏为广西地名，以盛产丹砂闻名。何梦瑶在赴任广西义宁时曾作《苏桥道中》，收载于《菊芳园诗钞·卷五·寒坡集》中，其三云："勾漏丹砂不可求，苍梧回首但云浮。"其从辽阳辞官时，作《引病南归，承少京兆德泉陈公赋诗宠行次韵奉酬》，亦云："东山虚拟陪安石，勾漏何当访葛仙。"（《菉芳园诗钞·卷六·鹤野集》）《刘北流攒》："分来玉笋夸袁郁，炼得丹砂胜葛洪。"（《菉芳园诗钞·卷五·寒坡集》）"卷三·学制集"中的《故山用陆放翁韵》其四："朝斗真人跨彩虹，坛边春草没铜龙。卖符叶剩虫犹篆，捣药岩虚鸟自春。"何梦瑶注云："罗浮朱真人朝斗坛，有铜龙六，又虫蚀竹叶如符篆……葛稚川有'捣药岩'。"该集中的《瓮水洞》有"洞云蒸作乳，金母碾成砂"之句，涉及炼丹及服石，相类的还有"卷六·鹤野集"中的《襄平杂咏用老杜秦州诗韵》其七："可能分石髓，服食破愁颜"，"卷七·悬车集"中的《羊城晤李太学崇朴出拟古乐府诗见示》"李君开朗人，不假五石服"《和张司马游六榕兼怀汪白岸作送前韵》"方士饵丹砂，何如天气服"等。

何梦瑶在诗作中还数次提到刘完素（字守真，河间人，后世习称刘河间）。如《留别刘文昭》："桑采岩边忆结邻，一株仙杏镇长春。剧来黄独频分我，辨得青黏遍示人。十载出山同小草，何时采药共芳晨。壶天旧有移家约，终向河间事守真。"诗中不仅提到了其医友刘文昭（不详），还表达了其推崇刘完素的学术立场。《菉芳园诗钞·卷六·鹤野集》的《哭宣调弟》其三："肺疾年来喜渐苏，壶天新旁守真居。方传玉屑犹疑峻，座隔晶屏尚恐疏。岂有色荒同处仲，何由消渴困相如。大沙宗族凋伤尽，枉滞微官自著书。"该诗为何梦瑶任辽阳知州时惊闻其弟噩耗而作，其时何梦瑶正在写《医碥》。何梦瑶原注"弟近同里人刘奕沧卖药"，因此人与刘完素同姓，故何梦瑶言其居为"守真居"。原注云"刘知医，而处方过慎"，推测何梦瑶可能为其弟处方，而刘氏认为其方过峻。原注又云："弟邮书有'色荒致疾'之语，特托讽耳，无其事也。""消渴困相如"典出《史记·司马相如列传》，司马相如曾任文园令，而患消渴，故后人常称消渴为"相如病""文园病"。

（2）涉及自身和亲友疾患

上文言何梦瑶曾为其弟病故作诗，在何梦瑶诗作中亦有部分诗歌涉及自身及亲友的病痛。

如《菊芳园诗钞·卷二·鸿雪集》的《旅病》："文园消渴日偏长，半倚乌皮半倚床。无事喜疏门外客，不眠愁失梦中乡。三春同滞荆卿水，半夏频加越婢汤。"提到何梦瑶自己也患有"消渴"，但何梦瑶治消渴遵刘完素、张子和，多从火论治，按理不当使用越婢汤治疗，故推测"文园消渴"可能只是指代其因病闲居。诗中言"三春同滞荆卿水，半夏频加越婢汤"，推测其病可能为水饮之"风水证"，故用越婢汤发汗解表而清热利水，并加半夏燥湿祛痰。《菊芳园诗钞·卷五·寒坡集》之《秋日郊行作》"玉莎如毯驻腰舆，双屐徐拖足疾苏"，说明他时患足病初愈；同集中的《思恩》"天教余缘橘，多病正相宜"，何梦瑶曾在《医碥》中言自己患有痰疾，此诗中言及橘，橘皮善消痰，故何梦瑶言之。《襄平杂咏用老杜秦州诗韵》其十七："臂痛愁风掉，头旋恐夜飞。真仙如可学，丹决问丁威。"《引疾移寓戏作徘体》其四："臂疾新廖舞欲旋，摩掌粉壁当长笺。"可知何梦瑶曾有臂痛和眩晕症，经调治后，臂痛转愈，尚有微眩。

《菊芳园诗钞·卷七·悬车集》中的《庚午腊月罗履先寄示新刻并索和桐花诗次韵》，有言及其母患脚肿及头痛病，治颇棘手，后何梦瑶用甘寒法起效。其诗曰："忽病跗肿继痛首，汤液直欲空药园。甘蕉甘寒谁敢议，神如告我无言言。物理殊异不可测，奇效或荷皇天恩。小草当时即大药，底用丹鼎烹水银。"

其诗作亦写到对医学局限的无奈，如《菊芳园诗钞·卷七·悬车集》中的《沈宜人挽诗》其三："人间那有返魂香，服玉空传不死方。此恨悠悠共千古，茶挡药臼对绳床。"《菊芳园诗钞·卷六·鹤野集》的《送长儿南还》其一："汝今抱病行，使我肝肠碎。祝汝得生还，骨肉欣相对。慎勿过悲郁，长途自保爱。"《匊芳园诗钞·卷五·寒坡集》的《哭族侄抡士》有序言其侄"屡试不遇，谇砺益苦，寝食俱废，复抱伯道之感，遂郁郁成心疾，昏聩若醉梦"。其三："狂士风癫何足辨，书生迂腐苦难医……醉读离骚真不醒，病看周易果成痴。"则表达其对族侄苦读伤身、不知调养而难以医治的无奈。

（3）涉及岭南山岚瘴气

何梦瑶在诗作中常把岭南地区称为"瘴乡"，形容当时环境的恶劣。如《匊芳园诗钞·卷五·寒坡集》的《楚南》云："楚南从古列要荒，何况苗疆与瘴乡。二气片时殊冷热，一家八口杂牛羊。"同集中的《送柯少府九臣移官周坊》其三亦云："回首瘴乡应一笑，黄茅青草已离身。"《匊芳园诗钞·卷七·悬车集》的《题邝公富画像》："致求盈余徒自苦，瘴乡坐念少游语。"

诗中亦时言及瘴气，如《匊芳园诗钞·卷三·学制集》的《瓮水洞》："节近黄茅瘴，天昏白鸟家。"《匊芳园诗钞·卷五·寒坡集》的《州椽邱君迎饮红水河薄暮抵署》："幸过黄茅瘴，重经红水河。"《赠李巡宰穆》其一："怜君才脱黄茅瘴，又共梅花耐岁寒。""黄茅瘴"是指岭南秋季草木黄落时弥漫的瘴气。又如《自石门隘至大加与舍弟宣调夜酌》云："瘴疠空闻销绿草，仆缘不见省青尊。"《东兰道中》其三："地迥阴阳割，春深瘴疠多。"《哭吴始亭》："何物回头瘴，竟等终风暴。"诗中所言"回头瘴"在《岭南卫生方》中有解释："岭南每以暑毒为患者……自北初至，则云不习水土而病，既还，则又谓之回头瘴。大率得之道途劳倦，间冒暑气，与夫饮食居处失度也。"

（4）涉及中草药名

何梦瑶诗作中涉及大量药用植物，如桑、菊、兰、茶、萱草、芍药、黄精、人参等。如《菊芳园诗钞·卷一·煤尾集》的《方月翁画兰歌》："恍如兰台传高士，深谷紫芝芳自吐……芰荷裁衣芙蓉裳……我欲筑室居其中，荪壁兰撩辛夷宫。"言及灵芝、荷叶、辛夷等。《卖花坞》："生涯滋药品，烟雨费工夫。兰味熏鱼子，花颜艳鼠姑。柳眠教鸟唤，竹醉倩风扶。为问栽桃李，公门得似无。"诗中"鼠姑"为牡丹的别名。《喜晴》其一："照水才分红药影，打床先失绿蕉声。""红药"即芍药。又如《菊枕三首》其一："菊枕成非易，空囊括九秋。"《襄平杂咏用老杜秦州诗韵》其十六："莫饮人参水，徒令白发长。"《菊芳园诗钞·卷七·悬车集》中的《代寿傅宜人》其一："驻影客分南烛草，忘忧人佩北堂萱。"又其六云："何时携耳槟榔酒，来听纱厨讲道经。"《次答张芸墅寄怀二绝句》其一："桐君空录忘忧草，不及吴城鲤一双。"诗中蕴药，自然清新。

2.《庄子故》中的养生观

何梦瑶对《庄子》深有研究，在《医碥·自序》中就曾引用《庄子·外篇·田子方》"哀莫大于心死，而身死次之"的名言。《医碥·卷之一·十二经配三阳三阴说》"此庄生所谓，呼牛者姑应以牛，呼马姑应以马耳"，语出《庄子·外篇·天道》。《菊芳园诗钞·卷六·鹤野集·送长儿南还》亦有"拭泪读《庄》《易》，如解徽缰缧"（注：徽缰，指绳索）之句。其"积十年玩味之功"，对《庄子》进行全文注解，著成《庄子故》一书。在《庄子故·自序》中，何梦瑶记载了其少时患病，读《庄子》以自疗的故事："年十七，疽发于尻，痛不可忍，读冥邸观化之章，若沸汤沃水，几不知椰之在体，痈瘏益瘥。"何梦瑶认为，历代注解《庄子》者多引儒学观点，有欠妥当。其赞赏西晋名士庾子嵩的"意不异人"之说，认为《庄子》为"言性之书，以自然为故，以私智为蘖"，"循其自然之故，去夫穿凿之私"，然后方可领会《庄子》的本义。"故"指的是"通其指义"，其书之所以名为《庄子故》，乃期能"以自然为故"，"以《庄子》之指义，还之《庄子》"。

柴中元认为,《庄子》的灵魂在"至道养生"四字中,以养生的角度来诠释《庄子》,或为正解,可惜注解《庄子》者多缺乏养生学知识。而何梦瑶作为一代儒医,于文于医皆可谓精通,其注解的《庄子》颇有独到之处,笔者亦试从养生角度对其注解予以总结阐发。

今本《庄子》三十三篇,分为内篇 7 篇(逍遥游、齐物论、养生主、人间世、德充符、大宗师、应帝王)、外篇 15 篇(骈拇、马蹄、胠箧、在宥、天地、天道、天运、刻意、缮性、秋水、至乐、达生、山木、田子方、知北游)和杂篇 11 篇(庚桑楚、徐无鬼、则阳、外物、寓言、让王、盗跖、说剑、渔父、列御寇、天下)等三部分,一般认为内篇为庄子本人所著,而外篇和杂篇是其弟子及后人托名之作。《庄子故》亦以今本为准,分内篇、外篇和杂篇各一卷,全书夹注夹议,在每篇篇名下,多撰有总注,以统括全篇之大旨,使之连贯而明了,篇内的注文则多引前人见解但未一一标注,亦有部分为何梦瑶"独出己见"所作。而仅从总注中,就大致可看出何梦瑶从《庄子》中所汲取的道法自然的养生观,试分而论之。

(1)《庄子故·内篇》中的养生观

内篇为《庄子》中最核心的内容,何梦瑶对该篇的内容颇为重视,注解亦颇详细。在《庄子故·卷之一·内篇》中,《逍遥游》总注言:"逍遥游,即无入而不自得之意,其道在于无己,无己则累去,不特嗜欲功名之念胥泯,并意见官骸皆忘,故能累去道存,动与天游,而非大而能化之至神圣不能也。"点明了《庄子》道法自然、逍遥自由的核心思想,这亦是养生的核心思想,而其后诸篇亦反复言及该核心思想。

如《齐物论》总注言:"忘乎物我之成见,因乎天理之自然,不师心而中庸是循,不逞辨而是非胥泯,则物论之不齐者,无不归于一矣!"强调物我相同、顺应天理之自然;而《养生主》总注言:"'生主',主宰乎生者也，盖生者形，主生者神，即上篇（《齐物论》）所谓真君也。养生主，非谓养此形，乃养此神也，此承上篇与物刃靡，心随形化说来，教人奉养心神。不必以知逐物，而惟顺乎天理以行，则心不劳而神不扰，乃为善养。"更直接强调了养生中养神的重要性，并注重形神共养。

《人间世》总注言："入世之道，在虚己而不炫其才知，则足以全身免祸，虽涉世途崄巇，而不碍吾逍遥游、养生主也。"强调内敛谦逊以养生，以身心逍遥自在为境界，与前文呼应；《德充符》总注言："德充于内，未有不征于外者，于何征之？征之人之爱戴服从耳，盖承上篇说来，不特可以化凶暴，且能令人亲信也。"承上篇之意，强调养蕴德行的重要性，以德服人，与人为善，可化险为夷；《大宗师》总注："大宗师，谓道也，道至大无外，故曰大；生天生地，万物资始，故曰宗；人当法道，故曰师。此篇承《齐物》《养生》二篇来，物之难齐，无如生死，不明生死一理，而妄生悦恶，欲挟养生之术，与造化争权，讵知世无长存之人，而有不弊之理，惟遵道而行，与大宗师为一，则天地之气，即吾之气；天地之理，即吾之理；道长存，我亦长存，无所用其导养也，盖即《养生》篇薪穷火传之义。"更强调要了悟生死，不能刻意为养生而养生，而须顺应自然之道以养生，是为无违天和的养生大道；《应帝王》总注言："此论治天下之道，在于无为。"强调道法自然、无为而治的思想，亦与"大医医国"之思想吻合。

（2）《庄子故·外篇》中的养生观

在《庄子故·卷之二·外篇》中，《骈拇》总注认为："圣门言仁义即是性，庄子却将仁义看作性外添出之物，盖他止就源头处一直说下，不肯多着一字，老子曰：不知其名，字之曰道，道之一字，还是借说的，何况说到仁义。庄子就是此意，止就最上处理会，下一截事，便一切扫却。"说明庄子尊老子之言，以道为最高追求，不以世俗仁义之事碍其道法自然、逍遥自在之性，《马蹄》篇注解之要旨亦与此篇同；《胠箧》总注："极言圣、智之为害。"亦说明刻意追求圣贤、追求智慧等心外之物而不顾自然之性，反而会伤害自己，不符养生之道。

《在宥》篇总注云："治天下，当先治其身心，去聪明而养精神，则无为而物自化，乃可首出庶物，合乎大同也。"认为善养身心者方能无为以治天下，《天地》篇之大旨与其同，主张"顺性同德，绝去机知，则行所无为，而天下自化"。《天道》篇言"道不可窃取，亦不可言传"，强调道的自然性，起心动念刻意求知，所得往往非道。《天运》篇总注："天地之气化宰乎道，圣人顺之而相望，此惟默喻其精微，而泯其知识，乃能与道合一，神应无方，不泥成迹……乃可几于神化之自然也。"更突出了顺应自然，天人合一的思想。《刻意》篇总注言："圣人之德，在纯素无为，以全其神也。"《缮性》总注："人当法古，恬静无欲，以安其性动，不当为俗学俗思所溺。"从中可看到《素问·上古天真论》的养生思想。《秋水》总注："道无大小、精粗、贵贱之别，头头是道，当与时推移，随遇而安，各得所乐也。"《至乐》总注："无为为至乐，且足以活身，又因活身之言，恐人执泥，故又以忘生死言之。"《达生》总注："养生当绝弃世事，藏守精神，不可劳形亏精，则天全而外物不能伤也。"均表达了顺应自然、恬淡虚无、守神藏精的养生思想。《山木》总注："处世之道，惟游于道德则无患，盖道德无累，虚而顺应，则人亲之，既遇灾患，亦当顺天而行，不可贪得受辱，炫美取憎也。"《田子方》总注："天真之感人，不可以言语形容，不当以迹象求之……而可以心得，心得则真全，而死生、贵贱、存亡皆无变于己也。"《知北游》总注："道妙不可得……惟当纯一守分，与为不息，不必有所将迎也。"以上所言，为道本无形、顺应自然、以心得之的核心思想。

（3）《庄子故·杂篇》中的养生观

《庄子故·卷之三》为注解《庄子杂篇》的内容，共11篇。对此部分内容，历代分歧较大，一般认为非庄子所作。何梦瑶亦认为其中有部分内容非庄子所作，其注解亦十分突出对养生的重视。

如《庚桑楚》总注："人当藏身深眇，以全生，绝去思虑物欲，不可贪得求备，以致人诛鬼责。盖人身本属虚无，何用求备，故生死当忘，物累当去，无为而有为，有为而仍无为，不杂以人为之伪，则可以脱离世纲，游于天和也。"此注解蕴含全生少欲、恬淡虚无以逍遥世间的养生思想。《徐无鬼》总注："当游心于虚，无所作为，不逞才辩，忘其技能，韬光息喙，绝去世缘，外贤遗众，与时隆污，庶不为知能所伤损，而有其天真也。"《则阳》总注："圣人能保己以化人，师天以爱人，使复其性也。"《外物》总注："戒人役心外物，不可舍近求远，务小失大，盖役心外物，即属奸伪……不能游心于天，而逐物不反。"皆与其全生少欲的养生思想相符，亦与张仲景《伤寒论·自序》"怪当今居世之士，曾不留神医药，精究方术……但竞逐荣势，企踵权豪，孜孜汲汲，惟名利是务；崇饰其末，忽弃其本，华其外而悴其内，皮之不存，毛将安附焉"之旨相应。

《外物》后的几篇内容，何梦瑶认为存在错简或衍文。如《寓言》总注认为该篇内容有错简，首节当列于《天下》篇末，其余各节当列于《列御寇》篇。之后引苏东坡之语"《让王》以下四篇，非庄子所作"，对《让王》《盗跖》《说剑》《渔父》等四篇内容未予总注，《列御寇》总注则认为该篇当与《寓言》部分内容合一，皆为随手记录之文。《天下》篇亦认为该篇叙各家学术，篇末当皆《寓言》篇首段以总结全文，强调道法自然、顺应天理的核心思想。

以上主要从《庄子故》的总注部分，来探讨何梦瑶所阐发的养生观。当然，何梦瑶对《庄子》的注解并不局限于养生角度，其文中亦蕴含着丰富的学术思想，还有待进一步挖掘，但仅通过以上分析，就可以看出何梦瑶对《庄子》养生思想的重视。另外，值得注意的是，清末民初"桐城派殿军"马其昶（1855—1930），亦著有《庄子故》18卷，该书引用了历代130余家注文，融儒、释、道三家思想，与何梦瑶的《庄子故》同名异籍，需注意区别。

3. 其他非医著作中的医学内容

何梦瑶的医学特长，潜移默化于其非医学著作中。如《医碥·赵序》曰："己酉选拔策询水利，西池以医喻，娓娓且千言，学士顾公亟赏之，拔置第一。"记载雍正七年己酉（1729）何梦瑶参加科举拔贡，发挥医学特长而一举夺魁，惜多方搜寻，未见此文。

何梦瑶曾以明代广东名士黄粤洲的《皇极经世书》为本，注解邵雍的《皇极经世》，而撰成《皇极经世易知》8卷。在自序中，何梦瑶言"点勘两载始有条理，随手札记，积成8卷，另为图1卷，冠诸其首，名曰《经世易知》"。该书大部分内容取材于黄粤洲，但也引用了邵伯温、蔡元定、王植、余本、司马光、朱熹等人的注解，还引用了清初名医喻昌的注解。如《皇极经世易知·卷一·以元经会》云："喻嘉言曰：戌亥混茫之会，非天下混于地也，乃地下混于天耳。盖地水火风四轮同时轰转，震荡于五天之中，以上混乎天然，止混于色界，天不能混于无色界。天迄至子，而混沌复开，阴气下，而高覆之体分奠，日月星辰丽于天，华岳河海丽于地，以清以宁，曰大，曰广，庶类以渐萌生焉。"

书中也有部分何梦瑶个人的见解。如在《皇极经世易知·卷首》中，何梦瑶不赞同王氏于"四象图"末格附入心、胆、脾、肾等内容。其云："愚谓尚有春夏秋冬、生长收藏、意言象数、道德功力、仁义礼智、圣贤才术、化教劝率、士农工商等，附不胜附，何止此数者乎？且王氏乃据外篇十之七十一节月为胆、星为脾、土为肝、火为胃之说耳，而外篇十之十一节则以月为脾、星为胆、土为胃、火为肝，彼此相反，祝氏所以有星月互居、火土互用之说，然则分配尚无一定，难以两属，故西山原图不入，非偶遗此待后人掇拾也。"其所言之"外篇十"即《观物外篇十》，篇中涉及阴阳、脏腑生理、脉象等内容，与中医学颇相关，但其论脏腑多与八卦匹配，与中医基础理论不同，亦与何梦瑶《医碥·卷之一·五脏配五行八卦说》有异。如《皇极经世易知·外篇十》第二十七条："胆与肾同阴，心与脾同阳，心主目，脾主鼻。"第二十条"心藏神，肾藏精，脾藏魂，胆藏魄"，注曰："与《内经》肝藏魂、肺藏魄异，就其言而释之则发微，所谓脾为心子，故藏魂；胆为肾子，故藏魄也，魂即神之浮动者，魄即精之沉静者。"主张根据其原义而阐发。也有些与中医学较相同的，如第十九条言："人之四支（肢）各有脉也，一脉三部，一部三候，以应天数也。"其注曰："手足各三阳、三阴共十二经脉，流注于十二时……此下指手寸口言，三部寸关尺也。"第二十九条言："《素问》肺主皮毛，心脉脾肉，肝筋肾骨，上而下，外而内也。心血肾骨交也，交即用也。"

《皇极经世易知·卷八·外十二》第四十九条云："能医人能医之疾，不得谓之良医，医人所不能医者，天下之良医也。"第九十条："《素问》《密语》之类于术之理可谓至也。"注曰："《元（玄）珠密语》，启元子作，论五运六气。"第九十一条："《素问》《阴符》，七国时书也。"虽为《皇极经世》原文，但对医者亦有所启发。

此外，何梦瑶据清朝御制《数理精蕴》，而辑成算学专著《算迪》，据蔡元定《律吕新书》、御制《律吕正义》、曹廷栋《琴学》辑成音律专著《赓和录》，虽其内容较少涉及医学，但他"知其然，而知其所以然"的数学思维以及他对中国古代音律的理解，均有助于他对中医学术进行实证和体悟，对他医学思想的形成有重要的作用。何梦瑶以医学参透诸学，以诸学参研医学，可谓善学者，其多学科背景与其医学思想的相关性，值得进一步研究，亦值得当代医者参考和借鉴。

何梦瑶

临证特色

何梦瑶博览群书，注重实践，在临证中尤其重视结合地域特点进行论治。这不仅体现在其论治伤寒温病时，在其论治杂病时亦十分注重"因地制宜"，尤其关注岭南地区的常见和多发病证。如上篇论及其反对滥用温补的学术立场时，就阐明其对岭南地区多发的火热证十分重视。限于篇幅，本篇仅以其对痰湿、疟疾、脚气、虚劳等岭南常见和多发病证的论治为例，来探讨其临证特色。

一、论治痰湿

岭南地区多热多雨，水系丰富而又临海，自古有地卑土薄，其人"阳燠之气常泄，阴湿之气常盛"之说。故而痰湿体质和痰湿病证在岭南地区颇为多见，而何梦瑶临证十分注重痰湿为患，研究颇深，其论治包括疟疾、脚气、虚劳在内的各类病证，亦多从痰湿和火热的角度阐发。现对其论治痰湿之特点总结如下。

（一）痰证多端，细辨寒热

痰为人体津液所化生，随气运行而无处不到，本身可以化为病证，亦可作为病因导致各种病证，故致病范围颇广，病证亦颇多。南宋医家杨士瀛曾在《仁斋直指方论》中言："痰者，津液之异名。"在《仁斋小儿方论》中亦言："痰者，诸病之根也。"在《丹溪治法心要》中亦记载朱丹溪之言："痰之为物，在人身随气升降，无处不到，无所不之，百病中多有兼此者。"何梦瑶亦认为，痰之为病"怪涎百般，不可殚述"。其在《医碥》卷之二《痰饮》中，共总结了五脏之痰（风痰、热痰、湿痰、气痰、寒痰）、躯体之痰（痰在身、皮毛、头、额、目、鼻、口、面、颈项、四肢、心胸、脊背、两肋、腰肾、二便、足）、因惊痰入心（胃）痛癫疾、食积生痰、饮酒生痰、老痰（郁痰）、痰结喉咙、痰核和痰在梦等28类痰病（证）的病因病机及治法方药等。涉及病位包括人体表里上下、四肢关节，而痰的症状更是各种各样，何梦瑶列出百余种之多。为更好地鉴别、联系痰和饮，何梦瑶在篇末还附有其对《金匮要略·痰饮咳嗽病脉证并治》篇的注解，论述了包括痰饮、悬饮、溢饮和支饮在内的十余种水饮病证。其内容丰富而明晓，各类病证论述详略得当，时有创见，对认识和理解中医痰病（证）理论及临床证治均有助益。尤其是其对痰的寒热属性的认识，可谓独具只眼。

何梦瑶认为，热性之痰源于气失清肃而过热，津液受火煎熬转为稠浊；寒性之痰源于气失温煦而过寒，津液积滞，渐致凝结而成。在痰的寒热鉴别上，前贤多主张"黄稠为热，稀白为寒"，从痰的色和质上来鉴别。而何梦瑶结合自己的临证体悟，认为这种鉴别方法只是言其大概，不可拘泥。其认为外感伤风咳嗽初起，痰虽稀白，但频数而多，则非寒痰，而是体内热极迫使痰液停留尚未久即咳出，故未酿成黄稠；而火衰气平，病情渐愈，吐痰减缓反能停久而变为黄稠，故其在《医碥·卷之二·痰饮》中言"黄稠之痰，火气尚缓而微；稀白之痰，火势反急而盛"，皆需用辛凉解表法，而非"以温药和之"。何梦瑶主张结合吐痰咳痰的频率、病因、病位及脉象等来综合鉴别，并总结了三种新的鉴别方法：一是痰质稀色白而吐数较疏少的，必属寒；二是因于脾气虚寒不能摄涎，频吐遍地者，必属寒；三是吐痰频数而因于伤风郁热者（多色白质稀）及内伤雷龙火动（肾火盛，水沸为痰，其痰虽略带浊沫，仍清稀）者，必属热；不过要注意的是，五脏之痰中又有"热痰"和"寒痰"，与此定义不同。

何梦瑶发挥王肯堂《杂病证治准绳·痰饮》的观点，认为五脏之痰中，

"热痰属心，脉洪面赤，烦热燥渴，多笑，眩晕嘈杂，头风烂眼，或背心一点冰冷，痰多稠浊，小黄丸、黄芩利膈丸、滚痰丸。当下者，控涎丹加盆硝等分，每服三两丸。瓜蒌仁、芩、连、青黛、山栀、二冬、竹沥、童便可用。因暑得者，消暑丸""寒痰属肾，脉沉面黑，足寒，心多恐怖，痞塞、骨痹，四肢不举，姜桂丸、局方胡椒理中丸。干姜决不可少，甚则加桂、麻黄、细辛。痰之本，水也，源于肾。肾火虚则水泛为痰，其痰清，八味丸。火盛则水沸为痰，有浊沫，六味丸"。提出"痰源于肾"的观点，并强调"肾虚水沸为痰"与"火虽非涌盛但热涸稠黏痰者"皆属于热，不作寒论。

（二）平调其气，治分标本

何梦瑶论治痰病（证），承庞安常"善治痰者，不治痰而治气，气顺则一身之津液亦随气而顺"的主张，十分注重从调理气机的角度治疗痰病（证），尤其注重平调胃气，常用苏子降气汤合导痰汤，或小半夏茯苓汤加枳实、木香吞五套丸治疗。因胃为津液之海，痰聚之所，痰也由此积聚而随脾胃之气四布，流溢于肠胃之外、躯壳之中而致病。"经络为之壅塞，皮肉为之麻木，甚至结成窠囊牢不可破"，其症虽不一，而大法在于平调胃气。热者调之，使其"复清肃之常，凉风生而湿土燥"；寒者调之，使其"回阳和之令，旭日出而坚冰消"，"气得其平，痰源以绝，而后其停蓄于肠胃之内、肌肤之中者，乃可徐图。否则根株不拔，旋去旋生，无奏效之日矣"。主张平调胃气为本，使新痰不生，再治停蓄之标痰。

而何梦瑶对"痰生窠囊"一证尤为留心。该证首见于许叔微《普济本事方》，许氏以苍术丸治之，后朱丹溪发挥为"痰夹瘀血成窠囊"之说，喻嘉言在《寓意草》中又进一步发挥引申。何梦瑶对喻嘉言的"窠囊说"颇为赞同，亦注重从调理气机入手予以论治。其云："脾之湿热，胃之壮火，交煽互蒸，结为浊痰，溢入上窍，久久不散，透开肺膜，结为窠囊……岂但窠囊之中痰不易除，即肺叶之外、膜原之间，顽痰胶结多年……仓卒有难于剿伐者，治法必静以驭气，使三阴之火不上逆；又必严以驭脾，使太阴之湿不上蒸，乃广服大药，以安和五脏，培养肺气。肺金之气一清，则周身之气翕然从之下降，前此上升浊邪，允绝其源矣""窠囊之成，始于痰聚胃口，呕时数动胃气，胃气动则半从上出于喉，半从内入于络……必先去胃中之痰，而不呕不触，俾胃经之气不急奔于络，转虚其胃，以听络中之气返还于胃，逐渐以药开导其囊而涤去其痰，则自愈矣。"

何梦瑶认为，痰为标，致痰因素为本，虽治痰求本为常法，但亦须看痰势之缓急而定。若痰势颇急则治标或标本兼治。其云："痰势盛急，度难行散，非攻无由去者，虚人可标本并治，攻补兼施。若势甚紧急，则虽虚人亦当先攻后补，如中风之用三生饮、控涎丹。当此咽喉闭塞之时，不吐去其痰，立即堵塞而死矣。"他赞同王肯堂的观点："治痰固宜补脾以复健运之常，使痰自化。然停积既久，如沟渠壅遏，瘀浊臭秽，无所不有，若不疏通，而欲澄治已壅之水而使之清，决无是理……凡病痰饮而变生诸证，不当为诸证牵掣，且以治饮为先。"

（三）痰随气行，昼出夜返

何梦瑶认为，痰随气行，人身之气日行于外，而夜返于内，故痰亦随之，昼随气出于肠胃之外，夜随气返入肠胃之内，有如潮水往返。所以夜间安卧，痰返肠胃而晨起咳嗽吐痰多。若往返顺畅，痰饮之邪则有出路而不至于为患，若往返失常，痰饮迷留于经络之中，则难于消导治疗。

喻嘉言曾云："人不宜夜食，恐脾胃之气因食运动，外达而不内收，痰难返胃。"何梦瑶颇为赞同，并强调"遇夜而劳扰不息，更属大戒"，强调吃夜宵和熬夜都影响气机的运行，尤其是胃气的运行，进而影响痰液返回肠胃，久而成顽痰痼疾，形成窠囊，难以调治。而岭南人多有夜食和熬夜的习惯，当今社会有此习惯者更多，何梦瑶的告诫具有现实指导意义。

（四）湿分内外，亦分中伤

湿与痰相似，都与人体水液代谢密切相关，往往相兼而病，故而致病部位和病证亦颇多，但不同之处在于痰为人体内生之邪，而湿则可分为内湿和外湿，在病因病机和治法方药上都有区别。何梦瑶认为，湿从病邪性质上可分内湿、外湿，并借鉴《证治准绳》的观点，从病证的轻重与神志改变上，将湿邪分为中湿和伤湿两种。在《医碥·卷之一·中湿》篇中，何梦瑶认为中湿证为重证，伴有神志昏蒙，类似中风，多为湿邪积滞日久而发，发作则急而重，症状表现为关节重痛、浮肿喘满、腹胀烦闷、卒然昏倒等。其中，"中外湿"多因冒雨卧湿，山岚瘴气熏蒸日久所致。"中内湿"则为朱丹溪所言之"土湿生痰，痰郁成热极生风"的湿热生痰证。何梦瑶认为，中湿证的脉象多沉缓或沉细，宜用除湿汤（半夏曲、厚朴、苍术、藿香叶、陈皮、茯苓、炙甘草、白术）、白术酒（白术一两，酒煎服）为主治疗。又有破伤湿（类破伤风），因体表损伤时水浴，湿气从伤口入体，阻滞气血运行，逆入攻心，使人昏迷沉重，症情与中湿相似，亦可用白术酒治疗。何梦瑶认为，临床上，中湿证较为少见，而伤湿证更为多见，伤湿积滞日久不治可发为中湿，故其论伤湿证诊治更为详细。

何梦瑶亦引用王肯堂的观点探讨湿的来源，从天、地、人来分。"天之湿"由雨露而来，具清阳之性，故多伤人上部，止犯皮毛；"地之湿"由泥水而来，具浊阴之性，多伤人下部，而能侵入骨肉，二者皆为外湿。"人之湿"则为饮食郁积不化之湿、脾土不运所生之湿，皆属内湿。而伤湿证又可从身体上下部位、所在脏腑、兼夹邪气等角度予以分类论治。即《医碥·卷之一·伤湿》篇中所言："在上则头重、胸满、呕吐；在中则腹胀痞塞；在下则足胫胕肿；在外则身肿重、骨节痛""自病土虚生湿则补土；如火盛（伤气，气虚而）生湿则清心；如气郁成湿则升肝；如金寒水冷泛溢为灾则暖肾""若兼腰痛特甚，不可转侧，如缠五六贯钱重者，湿入肾也"；

夹风则为风湿走注，证兼恶风，或额上微汗；夹火则为热湿（湿热）烦热，肩背沉重疼痛，上热，胸膈不利，通身疼痛，湿热久而发黄；夹寒则为寒湿痹痛，无汗，惨凛烦痛；风寒并夹则汗出身重，恶风喘满，骨节烦痛，状如历节风，脐下至脚冷痹，不能屈伸。在脉象上，湿脉以缓为主，在表则兼浮，在里则兼沉，风湿则兼弦，热湿（湿热）则兼数，寒湿则兼迟。

（五）湿多兼赅，治重祛邪

在湿证的治疗上，何梦瑶并不引用王肯堂从运气角度论治的观点，而更注重对临床症状的直接观察，尤重祛邪法的应用，主张给邪以出路，并对吐法、利尿法和泻下法祛湿之优劣予以分析，颇为独到。在《医碥·卷之一·伤湿》中，其认为湿证的治疗，"上吐、下利二法，利比吐为多。以湿，水也，多就下。又利大便、小便二法，利小便比利大便为多，以湿非夹痰食等浊物者，皆当由小便出也。故曰：治湿不利小便，非其治也"。又列有燥湿三法："风以胜之，风动而地干也，羌防等；土以涸之，水得泥干也，苓术等；酸以收之，敛约不使泛滥也，黄丹、白矾等。"对于酸收法，一般少用于祛湿，故何梦瑶又予以解释说："肉紧缩则不糟""肉紧实则水不能藏，不得不从二便泄去。"

何梦瑶指出，湿在外在上者（天之湿），可用苦温甘辛之剂汗而散之；在内在下者（地之湿），可用苦热酸淡之品降利小便而泄之；（人之湿）饮食之湿在上者，用吐法祛之；在下则食湿可泻大便、饮湿可利小便；酒面乳酪，停滞不化，除湿汤及苍白二陈汤（二陈加二术）；脾胃自生之湿，以除湿汤为主方加减；湿入肾，治以肾着汤、渗湿汤；因卧湿而湿侵肾经，五苓散加黄上少许，下青木香丸，若肾丸肿痛，六味地黄丸加柴胡、吴茱萸、肉桂和独活。小便不通大便溏，予五苓散吞戊己丸；夹风，以除湿汤、桂枝汤各半微发汗，汗出热不去，改用败毒散加苍术、防己解表祛湿；夹寒，五积散和除湿汤、五苓散各半；风寒湿合而为痹，用防己黄芪汤或五痹汤祛湿除痹；湿热相搏，清热渗湿汤，若通身疼痛，当归拈痛汤；湿热发黄，当从郁治，逍遥散（勿用茵陈五苓散）。

其用六味地黄丸加味，治疗湿入肾丸肿痛和从郁论治湿热黄疸之说，实取法于赵献可《医贯·卷六·湿论》："有湿热发黄者，当从郁治。凡湿热之物，不郁则不黄，禁用茵陈五苓散，凡是用茵陈五苓者，十不一生，当用逍遥散……余一日患阴丸一个肿如鸭卵……此感寒湿在肾丸也，乃用六味地黄加柴胡、吴茱萸、肉桂各一钱，独活五分，一服而热退，再服而肿消。"此与当前中医临床常法似乎不合，徐灵胎在《医贯砭》中曾非之。尤其是湿热发黄证，多崇《金匮要略》，用茵陈蒿汤或茵陈五苓散加减治疗，寒湿阴黄才用逍遥散。不过，《金匮要略》论黄疸病证治时亦云："诸黄，腹痛而呕者，宜柴胡汤。"《续名医类案·黄疸》篇，载有马元仪用丹栀逍遥散治愈沈王格湿热黄疸案，张景岳治黄疸用柴苓汤，均以柴胡为主药，可见柴胡对因郁而生湿热之证确实有效。丁甘仁治曾治一因郁发黄案，亦用逍遥散加减获效。湿热黄疸多关肝脾二脏，若肝郁脾虚而有湿热，用此法治之，也确实有效。只是其言"凡是用茵陈五苓者，十不一生"，未免言过其实，顾此而失彼。《医碥·卷之三·黄疸》未载此法，可能也是有此顾虑。值得一提的是，何梦瑶在论治黄疸病时，曾提到"食劳疳黄"。据今人研究，此病即为岭南地区多发的钩虫病，常造成不同程度的缺铁性贫血，通过使用铁剂补血可迅速改善症状。而何梦瑶认为，此病多有虫与食积，需用杀虫、消积药，特别主张用大小温中丸、枣矾丸、暖中丸等含有醋炒针砂（主含醋酸铁）、绿矾（主含硫酸亚铁）的方药消积平肝，强调剂中不可无针砂，与现代研究颇为相符。

在脏腑调治上，何梦瑶尤其注重理脾，认为脾居中土，性善兼赅，脾湿"上下中外，无处不到，当分部位为治，随所兼寒热温凉以用药。又须察其为何脏之邪……所治之药，各从所入，不特二术也"。何梦瑶善于运用除湿汤为主方加减治疗。在用药上，认为苍术、茯苓、猪苓、木通、木瓜、石斛为湿证通用之药，在上加防风，在中倍苍术，在通身加乌药、羌活，在两臂加桑枝、威灵仙，在两足加牛膝、萆薢、防己；寒湿虽暑月亦觉清冷，则加虎骨、官桂温通，血虚加当归调补之。

二、论治疟疾

疟疾作为岭南地区的多发病，在《内经》《金匮要略》等经典著作中都有论述，《岭南卫生方》《证治准绳》《嵩厓尊生》中相关内容也颇多，而何梦瑶对此病研究亦颇深。在《医碥》中，何梦瑶博采众长，不仅用大量篇幅论述疟疾的病因病机、病证分类、治则治法等，还注重结合岭南实际情况，突出瘴疟论治，在卷六、卷七的"诸方"中，治疟疾诸方与其他病证诸方简单罗列不同，多列有方注和按语，并创制 4 首治疟新方，可见其对疟疾的重视程度。

（一）阐释因机，明于鉴别

在疟疾的病因病机上，何梦瑶认为，一般为风寒伤人少阳所致，因少阳居半表半里，故多往来寒热，虽然《内经》有疟分六经之说，然何梦瑶"历验疟证，在少阳经者居多"，所以赞同张仲景、喻嘉言专主少阳之说，并注重与伤寒少阳证鉴别。认为伤寒少阳证只感无形之风寒邪气，故往来寒热发作无定期，而疟疾外感风寒邪气，内则郁结有形之邪留滞体内，以痰滞居多，未与循行之卫气相遇则暂安，遇则邪正交争，寒热乃作，故寒热往来有定期，故有"无痰不成疟"之说。另外，病后、产后及体质虚弱之人亦时有往来寒热证，何梦瑶认为鉴别要点有二：病程上多由积渐虚损而致，与疟疾陡发不同；寒热往来亦忽作忽止无定期，与疟疾发作有定期不同。

何梦瑶还认为，一切外感内伤皆能生痰为滞，外感以风寒居多，内伤则以食积生痰滞居多，故又有"无食不成疟"之说。有形之邪不只有痰，停湿滞血亦可发为疟疾，故杨士瀛在《仁斋直指方论》中有言"疟家多蓄痰涎黄水"。但痰滞血凝亦可结为疮疡肿毒，疮肿有寒热发作，也有无寒热者，如何鉴别？何梦瑶认为，疮肿初起不发热者是因为邪气尚小，不影响卫气运行；而所以发寒热，是因初起邪气盛大，连踞表里，时刻与卫气相遇相争，"旋滞旋通，旋通旋滞"，故寒热发作无定期；而后不复发寒热，是因疮肿日久，"正气另辟行径，不与之争也"。何梦瑶论治积聚时亦提到此观点，《医碥·卷之二·积聚》言："有形之积，阻碍正气，故痛也。而亦有不痛者，日久则正气另辟行径，不复与邪相争，或邪另结窠囊，不碍气血隧道之故。此为难治，以药不易到也。"

对疟疾发作时寒热的病机，何梦瑶又发挥《内经》阴阳相并之说，认为"阳并于阴则寒"的病机核心在于阳气内郁，卫气与邪相争，邪滞内郁不通，不达于表则表寒，不行于里则里寒，内外皆寒；"阴并于阳则热"，是阳郁成热，久而郁热得伸，向内外布达，故而内外皆热。发作时，汤火不能温，冰水不能寒，《内经》故言"良工不能止，必须其自衰乃刺之……不能治其已发"。何梦瑶亦赞同此主张。

对疟疾寒热发作间隔日数不同的病机，何梦瑶结合《内经》予以诠释，但认为《内经》邪气入风府"每日循夹脊之膂下行一节……计二十五日下行至骶骨，与卫气每日离一节，故其作日迟……二十六日入于脊内，注于伏行夹脊膂间之脉，其气上行……下行之卫气迎上行之邪气，故其作日早也"的说法不可拘泥，"有忽早忽晏，又忽复早者，则邪气忽上忽下，忽浅忽深，行无一定"，故《内经》言"上下"，实指邪气深浅，"发于昼者为阳，邪浅在阳分也；发于夜者为阴，邪深在阴分也。日早者，邪由深出浅也；日晏者，邪由浅入深也"。对间日疟、三日疟、数日疟的病机，他赞同

《内经》邪气横连膜原的说法，认为膜原为"膈膜之处，空旷若平原，邪正可以并容，阻碍不甚，故久滞乃发"。

何梦瑶认为，"卫气遇邪"是疟疾发作的关键，所以对《内经》"先伤于寒为阴邪，后伤于风为阳邪，故先寒后热，名寒疟。若先伤风后伤寒，则先热后寒，名温疟"的说法存疑，认为其言全与卫气无涉，可能为后人伪托；又对《内经》论温疟"冬中风寒，气藏骨髓中，至春则气大发，邪不能自出，因遇暑气，脑髓烁，肌肉消，腠理开发，或有所用力，邪气与汗皆出"的说法存疑，认为其亦不言"卫气遇邪"，且与上条温疟的定义有异，故也可能是后人伪托之文，其说法虽待商榷，但亦显示了其敢于疑古的治学精神。

此外，何梦瑶还对六经疟、脏疟、腑疟、疟母、牝疟、瘴疟、瘅疟的病因病机、症状表现和鉴别都有论述，而尤其突出对瘴疟的重视。

（二）因地制宜，尤重瘴疟

古代岭南地区，山岚瘴气为多，湿热熏蒸，故瘴疟多发，而历代方书论瘴疟的并不多。元代释继洪所辑的《岭南卫生方》则主要以论述瘴疟为主，载有《李待制瘴疟论》《张给事瘴疟论》《〈指迷方〉瘴疟论》等，虽该书多主张用姜、附等辛热药治瘴疟，但何梦瑶对此书亦十分重视，在论治瘴疟时多有引用发挥。如其在《医碥·卷之二·疟》中引用王棐《〈指迷方〉瘴疟论》之言对瘴疟的分类、症状表现及治法予以概述："南方天气暑热，地气郁蒸，草木水泉皆禀恶气，故病者往来寒热，名冷瘴。蕴热沉沉如卧炭火中者，名热瘴。甚者病即失音，名哑瘴。热甚昼夜不止，稍迟二三日则血凝难救，南方谓之中箭，又谓之中草子。有挑草子法，乃以针刺头额及上下唇，仍以楮叶擦舌，皆令血出，徐以药解其内热，可愈。"其中，挑草子法治热瘴是岭南民间经验，类似刺血疗法，据《岭南卫生方》载，"徐以药解"是指服青蒿水，并强调冷瘴禁用挑草子法。有学者认为，冷瘴类似于间日疟、三日疟、卵型疟，多为轻症；热瘴似热性疟，多为重症，哑瘴似脑型疟或高热型疟疾，极重症，死亡率高，现岭南高疟区仍以热性疟和脑型疟为主。

何梦瑶亦赞成释继洪"冷瘴用不换金正气散，热瘴宜用挑草子法"的主张，但对其"凉药多不可用"的观点则持质疑态度，言"凉药虽恐冰血，独不可加辛散之品乎？"认为可用辛凉之法，热药亦不可轻用，和解则可。

哑瘴为热瘴之极重症，古人多认为必死而不立方。何梦瑶认为治此当散血，用黑神散，但强调须慎用，痰迷心窍而舌强者则不可用。又引杨士瀛治哑瘴法，认为皆由败血瘀心，毒涎聚脾而成，治须凉膈，疏通大肠，小柴胡加大黄、观香丸、治瘴木香丸等，对《岭南卫生方》中过于强调姜附辛温法的观点有所取舍。在《医碥·诸方·疟疾》中，何梦瑶还载有交加双解饮子、嘉禾散等治瘴疟诸方。交加双解饮子，药用肉豆蔻、草豆蔻、厚朴、甘草、生姜，每药皆是一半生用，一半制用。何梦瑶注曰："治疟之药，多冷热互用，生熟相参者，以病有寒热，故以此调和阴阳。"嘉禾散为李璆治瘴疟常用方，《岭南卫生方》有载，何梦瑶将此方亦备录于治瘴疟方中，并转载李璆治瘴疟"悉用温中固下，升降阴阳正气之药，十治十愈。或以生姜附子汤冷温服之……若证可疑，宜服嘉禾散"的观点，说明其对瘴疟该用辛温法亦用之，而非完全否定。

（三）治疟十法，喜用柴胡

何梦瑶治疗疟疾立有十法：一为无汗须发汗，散邪为主，但强调不必非用麻黄，开郁通经即可；二为有汗当敛汗，扶正为先；三为新发邪实者，可汗、吐、下；四为久病正虚者，宜补气血；五为稍久而正虚邪滞者，宜一补一发；六为深入阴分者，宜先升后汗；七为邪乘虚入，宜以发散祛其客邪，然后扶持胃气；八为痰、食、气滞，先以消导散其壅滞，然后渐补脾元；九为诸疟发过三五次，表里之邪皆清，即宜截之；十为凡用药，病正发时，当避其锐气，于未发前二时服。十法有攻有补，有先有后，有截有忌，提纲挈领，颇可借鉴。

何梦瑶治疟喜用柴胡剂，《医碥·诸方·疟疾》载有 29 首方，其中小柴胡加桂枝、小柴胡加半夏汤、桂枝黄芩汤（小柴胡合白虎汤加桂枝，治三阳合病之疟）、大柴胡汤、小柴胡去半夏加瓜蒌根汤、柴朴汤、柴苓汤、柴平汤、柴胡姜桂汤、柴常汤、清中驱疟饮、人参柴胡饮子等 12 首方，皆是由小（大）柴胡汤化裁而来，而四物柴胡苦楝附子汤、分理汤、举陷汤 3 首方中也有用到柴胡。其方多从《证治准绳》或其他方书中辑出，但柴常汤、分理汤、举陷汤和清中驱疟饮等 4 首方，基本确定是何梦瑶所创。

柴常汤由柴胡、黄芩、人参、甘草、草果、槟榔、青皮、厚朴、常山、何首乌等组成，以枣、姜同煎，实为小柴胡汤去半夏合常山饮去知母、川贝、乌梅，再加青皮、厚朴、何首乌等破气除疟药组成。其中，常山饮为截疟之方，在《医碥·诸方·疟疾》中也有收录，并注"疟必三四发后方可截，太早则邪未尽，而强止之，必变生他证"。何首乌益血气，《滇南本草》《药品化义》皆记载其有"截疟、治痰疟"的功效，《嵩厓尊生》也用之治疟。何梦瑶认为，柴常汤治"寻常之疟三四发后用之甚效"，可知也是以截疟为主，而较常山饮更平和，又附有加减法：热痰加川贝母，湿痰加半夏，无汗加羌活、紫苏，汗多加黄芪、白术；夜发在阴分者，加白芍、鳖甲、红花以清热，加酒炒升麻以提出阳分；夹暑加川黄连、香薷，夹湿加苍术、茯苓，夹食加山楂、麦芽、神曲，胸满加枳壳，渴加花粉、乌梅、石膏，风热在胃、津液消耗，加梨汁、蔗浆，或生地、生葛、西瓜等汁，并言"风淫于内，治以甘寒"。可见他在临床中运用此方已颇娴熟，且多有良效。

分理汤由柴胡、升麻、葛根、羌活、防风、知母、石膏、黄芩、猪苓、穿山甲、甘草等组成。何梦瑶认为，此方前五味药能升阳达表，知母、石膏、黄芩能引阴下降，猪苓分理阴阳，山甲引经，甘草调和，适合于疟疾之阴阳错杂者。并引《内经》注之曰："此方所指阴阳，俱以本身阴阳之气言，即《内经》阴气上入阳中则恶寒、阳气下入阴中则恶热之说也，与疟疾寒热之理颇异，而意可相通，故分理而效。又猪苓利湿降浊也，浊降则清升，亦有分理阴阳之义。"而举陷汤则是以分理汤前五味药以升举下陷之阳，又用桃红四物汤引此五药入血分取阳以出，再以猪苓降浊分隔之，可称为分理汤的姊妹方，适用于邪陷阴分者。清中驱疟饮，由柴胡、黄芩、半夏、生姜、山楂、枳实、厚朴、陈皮、草果、苍术等组成，实为柴平汤（小柴胡汤合平胃散）的变方，适于疟疾有食积、湿痰者。

三、论治脚气

脚气病，古名缓风、壅疾、脚弱。现代认为脚气病包括维生素 B_1 缺乏病、多发性神经炎等，亦为岭南多发病。早在晋唐时期，就有葛洪、支法存、李暄等一批医家，依据岭南实践而对脚气病深入研究，但脚气专书流传下来的甚少。何梦瑶对此病亦颇为重视，不仅参考《证治准绳》，在《医碥》中列脚气篇，据传其晚年还辑录有《神效脚气秘方》四卷，收载于《医方全书》中。两广图书局主人在凡例中言："脚气为南人时有最险之症，而又未见专书，何先生辑此书成，即归道山，致未刻行于世。"书末黄培芳跋，其言："《神效脚气秘方》四卷，为南海何报之先生考古证今，参以己见所辑成，戊辰秋（余）养疴白云寺，僧以医闻，尤以脚气为神手。（余）时与之清谈，或就诊受其赐者不妨一日。僧以此书赠余，曰山僧之得有微名者，此书之力也。"可知此书由白云寺僧传于黄培芳，后转自两广图书局主人处，其对此书十分重视，列于《医方全书》卷首，但此书中观点与《医碥·卷之四·脚气》篇有所差异，故本篇分而论之，前三部分皆论《医

碥·卷之四·脚气》篇之论治特色，第四部分论述《神效脚气秘方》之学
术渊源及其特点。

（一）湿为主因，分型论治

何梦瑶认为，《内经》虽未明载脚气之名，但实已囊括其中。脚气的肿
痛顽麻，即《内经》所谓痹；纵缓不收，即《内经》所谓痿；脚气上冲，
使人昏厥，即《内经》所谓厥逆。在病因上，主要以湿邪为主，多兼有热，
"或水湿外侵，或水饮内注"，而湿又能郁而成热，湿热蒸发则肿，湿热使
血气壅滞则痛，湿热熏筋则纵缓不收，湿热壅郁，气不宣通则恶寒，甚则
上冲，发为重症。

在辨证分类上，主张先对湿热程度予以判断，将脚气分为湿脚气和干
脚气两种，症状表现上以肿和痛为鉴别主症，在《医碥·卷之四·脚气》
中言："湿多热少，则肿甚而痛微；湿少热多，则肿微而痛甚。亦有单湿而
无热者，但肿胀而不痛，俗名湿脚气；单热而无湿者（虽曰无湿，亦必有
老痰恶涎凝聚不散），但热痛而不肿，俗名干脚气。"治疗上，对以寒湿为
主者（湿脚气），何梦瑶主张先用灸法引湿气外出，再饮以麻黄、川乌、干
姜、附子等辛温药炮制的驱湿药酒以通经散寒除湿，再佐以羌、防、升、
葛等风药升散，用苍白术燥湿，用猪茯苓、泽泻等利湿，使寒湿从诸窍散
去，并以苡仁酒、独活寄生汤为备用方。依此可见，何梦瑶虽反对滥用温
补，但当用辛温之法时亦用之。而对以热为主（干脚气）者，何梦瑶认为
可分为虚热与实热两类。虚热者多为阴虚而阳气下陷郁热，"三阴血虚，阳
邪下陷成热不散，血脉不通而痛也，无湿故不肿"。治宜清热养血，方药以
四物汤、六味地黄丸为主，佐以牛膝、黄柏、知母等清热燥湿之药，亦可
用补中益气汤升提下陷之阳气。实热者，多兼有痰湿郁里，以疼痛为主症，
或伴肿胀等症，若伴大便秘结，先用羌活导滞汤微利，后服当归拈痛汤；
伴身寒热，先服加味败毒散，后亦服当归拈痛汤；痛如火燎，热至腰胯，

用加味二妙丸；痛不可忍，用五积散加全蝎。

对湿热壅塞，病邪深入者，何梦瑶尤喜用活络丹以宣通，认为"邪深伏者，非此不能透达"，可用砭刺放血以散壅塞，并主张按病位分足六经加引经药，病在足前廉为足阳明经，用白芷、升麻、葛根为引；足后廉为太阳，羌活、防风为引；外廉为少阳，柴胡为引；内廉为厥阴，青皮、川芎、吴茱萸为引；内前廉为太阴，苍术、白芍为引；内后廉为少阴，独活为引。

（二）上冲多变，论酒风脚

何梦瑶认为，脚气初起症缓，但宜早图，若病甚而上攻，少腹不仁，则转为重证，病势极易恶化，冲心则出现"心烦气喘，呕逆头痛，眩冒不得眠，谵妄，目额黑，汗大出，脉短促而数，左寸乍大乍小乍无，尺绝"等急危重症，难以救治。对此，何梦瑶也博采众方以备用，如对虚热上冲者，用丹溪法，以四物汤加炒黄柏，配合涌泉穴附子灸法，以引热下行；肾寒湿气上冲者，用肾气丸；上实较明显者，用茱萸丸、茱萸木瓜汤，配槟榔末、童便调服，或用大腹子散、三脘散、桑白皮散等；实热明显者，用犀角散邪热；无热者，用沉香散；上气喘急者，用苏子降气汤，佐以养正丹或四磨饮，或用苏叶、桑白皮、前胡、槟榔、杏仁、生姜煎服；呕逆恶心者，用八味平胃散，畏食者，生料平胃散加木瓜，或半夏散、橘皮汤。

在何梦瑶所处时代，岭南人主食白米，又有许多人喜好饮酒，何梦瑶认为嗜酒者，酒蕴湿热伤脾，不能运化，久而下坠，结为痰涎，不得解散，而发脚气，名为"酒风脚"，在《医碥·卷之四·脚气》中，描述其疼痛症状为"痛不可忍，虽蚊蝇着脚，重若石压"，颇为形象，类似于现代医学所言之周围神经炎的过敏灼痛阶段。该症状描述也与痛风相似，可能就是痛风急性发作，有学者研究认为中医的脚气病应包括现代医学的痛风病。因"酒风脚"其内蓄结痰，治疗颇难，何梦瑶引王肯堂治验，用当归拈痛汤、控涎丹加胭脂、槟榔、木瓜、卷柏为丸，或用威灵仙蜜丸治疗，以利去结痰浊邪。并主张要先去其湿热使气血得通，次以升麻、柴胡等提引痰涎上行，以控涎丹及诸软坚消结之品取之，并用砭刺以去恶血，综合治疗，以求证转。

对"酒风脚"这一病名，明末清初岭南医家何克谏，曾在其著作《生草药性备要》（约 1717 年）下卷"大枫艾"条下有言："祛风消肿，活血除湿。治跌打，一名牛耳艾，敷酒风脚亦佳。"但并未有具体病因症状描述，使人不得其解，而何梦瑶的论述予以了形象诠释，并补充了治法方药。《中国医学大词典》"酒风脚"条："此证因饮酒过多所致。发时腿足肿痛难忍，宜用绍兴老酒糟四两，松针一两，共捣烂，加顶好烧酒，拌入炒热敷之，用布包紧，冷则再炒再敷，日夜不断，敷至痛止乃已，一料只能敷三次，轻者三五料即愈，重者十余料断根，或以苍术煎酒服，甚效。"也可资参考。

（三）不忌补淋，注重调护

朱肱《类证活人书·卷第七·五十四》云："服补药，与用汤淋洗者，皆医之大禁也。"后世医家论治脚气，多遵循其说。何梦瑶则认为脚气邪气壅实者忌补，但若是有虚热者可用四物汤、六味地黄丸加牛膝、黄柏、知母等清热燥湿药；阳气下陷者，亦可用补中益气汤升提；肾寒湿气上冲者，亦可用肾气丸温肾散寒湿。

又认为脚气湿气太盛将欲上冲者不可淋洗，以免蒸动湿气，助其升腾，但若湿邪正沉坠在脚，郁而不能外达，正可用防风、荆芥、威灵仙、草乌、川椒、白芷、乌药、苍术、紫苏等祛风除湿散寒药煎汤淋洗以导邪外出。可见何梦瑶临证并不拘泥，注重灵活运用前人经验。

何梦瑶还十分注重脚气病的调理防护。其云："两脚须常护，令暖有微汗，仍不时令人按揉。饭后常自行动，以散泄其湿热为佳。夜饭宜少，不食更好，盖夜食难消，最能壅滞气血也。"通过足部的保暖、按摩、饭后散步、减少晚餐等日常调护以促进脚气病的康复。

（四）《脚气秘方》，取材《圣济总录》

据两广图书局主人所言，何梦瑶在晚年曾辑有《神效脚气秘方》四卷，但该书的观点与《医碥·脚气》有所差异。如在病因上，《医碥》中以湿（热）为脚气之主因，而《神效脚气秘方》则以风毒为脚气之主因，在开卷的《脚气统论》中便言："风毒中人，随处悉能为病，偏著于脚何耶？盖五脏经络，心病起于手十指，肝脾肾病起于足十指，地之蒸湿毒气，足先受之，久而不差，渐至十指腹背头项。古人所谓微时不觉，痛滞乃知，所以谓之脚气。"接着专论《风毒脚气》："寒暑风湿之气皆本乎地，人或履之，所以毒亦易中于足也，因病由脚下起，故谓之脚气也。况五脏流注，脾与肾、肝之经络皆起于足指，故有风毒脚气之病。"认为风寒暑湿之气由地蒸发，人感其毒于足，发为脚气，因肝、脾、肾经为足经，故先病，而后渐上冲累及心病。其后所列篇目依次为脚气缓弱、脚气痹弱、脚气痹挛、脚气疼痛不仁、脚气上气、脚气肿满、脚气心腹胀满、脚气冲心烦满、脚气语言謇涩、脚气风经五脏惊悸、脚气呕逆、脚气痰壅头痛、干湿脚气、脚气变成水肿、脚气大小便不通、江东岭南瘴毒脚气、服乳石脚气发动及脚气杂治膏药淋渫等共18篇，每篇下均先引《内经》及宋以前医家之论述，再列主治专方，其方亦多出自宋以前医籍，论少而方多，对宋以后的医家著作均未提及，也与《医碥·脚气》不同。

经笔者考证，发现《神效脚气秘方》的内容与《圣济总录》卷第八十一至八十四的《脚气门》，除个别文字、段落略有调整外，篇目排序和方论内容几乎完全相同，基本确定该书系从《圣济总录》中辑出。但是否为何梦瑶辑出，尚不能确定。因为史料上并未记载何梦瑶及其后人提及《神效脚气秘方》，不排除为后人托名之作。《圣济总录》论治脚气颇为详细，特别是其中的《江东岭南瘴毒脚气》《服乳石脚气发动》的内容，与岭南当时的历史、地理环境均颇为契合，应该说具有重要的参考价值。现代学者对服石所引起的矿物药中毒与脚气病的相关性就曾做过探讨，值得进一步研究。

四、论治虚劳

虚劳是一类以脏腑元气亏损、精血不足为主要病变过程的慢性虚弱性病证的总称，早在《黄帝内经》中就有相关记载。但其病名最早则见于《金匮要略·血痹虚劳病脉证并治》。岭南人群体质湿亦多虚，郑洪认为岭南人的病理体质可概括为阳浮阴闭，元气不固。分而论之则是上焦多浮热、中虚多蕴湿及下元多寒湿。陈润东、姚星等对岭南人体质进行调查，也发现气虚质、阳虚质的比例较高，这也从侧面反映了岭南地区人群患虚劳性疾病的可能性较高。何梦瑶对此病亦颇重视，不仅在《医碥》卷二列有《虚损痨瘵》专篇，把虚劳分为虚损和痨瘵来论述，另外还辑录痨病专著《追痨仙方》二卷，见载于两广图书局主人整理的《医方全书》中，虽然该书并非何氏本人所作，但全书有法有方，专论痨病，亦值得研究。

（一）阐明虚劳分类，诠释传变规律

何梦瑶认为血气不足为虚，虚久致肌肤脏腑日渐消损为损，故总名虚损。隋代《诸病源候论》将虚劳分为五劳、六极和七伤，何梦瑶亦引而用之，并详列证候表现，五劳即肺劳、心劳、脾劳、肝劳和肾劳，症状表现多与其脏腑功能相应，六极即气极、血极、肉极、筋极、骨极和精极，其中以精极为最重，脏腑皆虚极，患者身尤膏泽，眼无精光，耳常聋鸣，精神短乏，遗精白浊，骨髓空虚；七伤即阴寒、阴痿、里急、精速、精少阴下湿、精滑和小便苦数、临事不举，都与肾的虚损密切相关；在病因上饮食过饱、情志过激、外感六淫、劳心劳力、久病不愈皆能致脏腑受伤，积伤日久则成劳，积劳日久则致极，突出了虚劳疾病的由虚至损、由损至劳、由劳至极的持续性和渐进性。

关于虚劳的传变规律，《难经》等经典著作中，论及"感寒则损阳，感热则损阴"，又言"损阳者自上而下：初损肺，皮聚毛落；二损心，血脉空虚；三损脾，饮食不为肌肤；四损肝，胁痛筋病；五损肾，骨痿不能起床，损至肾则死矣，所谓五脏之伤，穷必及肾。损阴则反此，自下而上，至肺而死，所谓内伤以有咳嗽为重"。何梦瑶认为以上传变规律为举隅之论，可资参考，但不可拘泥。认为六淫皆能郁肺气成热，悲伤过度亦能动肺火，所以并非只感寒损阳，亦不独形寒饮冷能伤肺；而肾阴虚则热，阳虚则寒，强力举重、房劳不节、恐惧不解等皆能伤肾，固亦不止热能损阴；而饮食先伤其脾，思虑先伤其心，郁怒先伤其肝，然后才传及他脏，所以不必是损阳先伤肺，损阴先伤肾，其说值得参考。

（二）气血阴阳为纲，可温补重填精

在虚劳的治疗上，何梦瑶以气血阴阳为大纲，气虚损者，重扶脾保肺，以四君子汤、补中益气汤、保元汤为主方；血虚损者，重养肝清心，以四物汤、当归补血汤、地骨皮饮、六物汤、加味四物汤等为主方；气血两虚损者，则以十全大补汤、人参养荣汤等气血双补；阳虚损主要为肾阳虚，以八味肾气丸治疗为主；阴虚损主要为肾阴虚，以六味地黄丸治疗为主。而五脏又各有虚损专方：肝伤，用补肝汤、逍遥散；肺伤，用加味救肺饮；心伤，用天王补心丹；脾伤，用归脾汤；肾伤为最重，并认为肾阴虚为多，用六味地黄丸治疗，慎用肉桂、附子，伴劳嗽加五味子成七味都气丸，或合生脉散；阴虚热甚者可暂加知母、黄柏，但不可久服。并认为治疗阴虚证的难点在于脾肾往往不能兼顾，用凉润之剂以补肺肾，但凉润之剂常用则易滞脾胃，过用寒凉则败坏脾胃，故而何梦瑶主张治疗阴虚证时，在凉润滋阴为主的用药过程中，适当间进甘温药，或加行滞理气药以扶脾助脾。

对阳虚证，则相对容易治疗，因脾肾两脏皆寒，则可专用温补之品以治之。在用药上，认为人参的药性生凉熟温，而非热品，又质重气薄，具有益阴补气的双重功效，可作为虚劳通用药，除肺壅热脉洪数者不宜外，余证皆能用之，依此亦可见何梦瑶虽反对滥用温补，但并不废温补于不用。

何梦瑶还参喻嘉言《医门法律》之说，强调虚劳之人脉空精亏，需以膏方填精滋补，主张治疗虚劳病证时应用膏方。即《医碥·卷之二·虚损劳瘵》所言："百脉空虚，非黏腻之物填之，不能实也；精血枯涸，非滋润之物濡之，不能润也。"在选药上，宜用人参、黄芪、地黄、二冬、枸杞、五味子、青蒿、生地汁、莲藕汁、薄荷汁、人乳、麋角胶和霞天膏等合治成膏，每用数匙，长期服用。并附有加减法：有瘀血者，加醋制大黄末、玄明粉、桃仁泥、韭汁等以活血祛瘀化浊；有衄血者，加京墨等止血；有痰阻者，加竹沥行痰；有火甚者，加童便降火。又认为虚劳骨蒸郁热，可用银柴胡升清散郁、透肌解热，但不可常服，以免疏散太过。

（三）重视劳瘵论治，辑录《追痨仙方》

何梦瑶认为，虚损日久则为劳瘵，劳（勞）字从力、从二火，故其证多属火；瘵者，败也，证至于劳则败坏；病机以肾水竭、肝血亏，不能制火为主。朱丹溪用四物汤加知母、黄柏主治阴虚劳瘵，但后人用之常乏效。何梦瑶赞成王肯堂的权变法，认为知柏四物汤中当归、川芎皆辛香上窜，不能降火；知母、黄柏苦寒虽能泻实火，阴虚之火却非所宜，用之徒然伤胃，故常乏效，而改用薏苡仁、百合、天冬、麦冬、桑白皮、地骨皮、丹皮、枇杷叶、五味子、酸枣仁等养阴清虚热药，佐以生地汁、藕汁、乳汁、童便、贝母等，以保肺而滋水源，使金水相生。另一方面，虽然劳瘵为虚证，但何梦瑶仍重视运用活血导下法治之，他认为痨瘵之人多有死血壅塞经脉，气血无法流通，郁热不除，故对能食而大便结者，主张用大黄䗪虫丸、陈大夫传仲景百劳丸等以下死血。对无死血而积热不除者，仍主张暂用大黄青蒿煎导下，以折其阴虚火炎之势，然后再随证调理；而对不能食而泄泻，不堪攻下者，则认为多属病危难治。

对于传尸劳，何梦瑶认为是劳瘵日久，败血湿热或生恶虫，蚀蛀脏腑，变化无常，患者死后瘵虫又能传染其亲人，故名为传尸劳，仍是以阴虚者多见，且危证居多，难治。治法上以保养精血为上，去虫次之。提倡灸法治疗，用崔氏四花穴、灸腰眼等法。其用药多出自《证治准绳》，用安息香、苏合香、阿魏、麝香、犀角、丹砂、雄黄、獭肝、虎牙、鲤鱼头骨、天灵盖等芳香祛秽驱邪或血肉有情之品以迫邪外出，由于时代局限，亦用符咒等法，有迷信之嫌。

何梦瑶还辑录有《追痨仙方》一书，据两广图书局主人记载："《追痨仙方》本非（何梦瑶）先生著作，乃先生得宋刻本亲手影写加以绘图，世鲜其传，故附于此。"可知本书是何梦瑶据宋刻本绘图改编而成。本书为论治传尸劳之专著，卷上为《仙传上清紫庭追痨仙方论法》，主要论述传尸劳的病因病机，并附有 6 代 18 幅（每代 3 幅）瘵虫图，卷末为"取传尸瘵虫鬼哭饮子"方药及喦叟运用天灵盖散的验案三则；卷下为《仙传上清紫庭追痨仙方品》，载有麝香散（五瘵）、伏（茯）神散、神效散、神仙秘方取瘵虫、金明散、守灵散、魂停散、虚成散、育婴散、龙胆丸、无比丸、夺命散、天竺黄饮子、麝香散、桃仁散、柴胡散、取虫药、钓虫丸、钓虫神功夺命散、服纸丸子法、通神散、紫河车丹、明目丹、青蒿饮、柴胡散、鳖甲煎、桂心丸、轻骨散、蛤蚧散、治劳热止损止嗽方、治虚劳方、治传尸劳瘵方等 32 首瘵病专方，并配有黄帝灸二十一种劳法（附灸穴位图并序）、灸后服药、取瘵虫方以及净明法中治痨瘵方等灸药并用或符药并用法。其方药运用则以杀虫祛邪为主，保养精血次之。值得注意的是，在《杂病证治准绳·第一册·虚劳》篇中，亦载有《上清紫庭追痨方》，附有 6 代 18 幅瘵虫图与该书同，可能是何梦瑶参考《证治准绳》而补录这些图谱的。《证治准绳》亦载有天灵盖散、（五痨）麝香散、茯神散、金明散、守灵散、魂停散、虚成散、育婴散、紫河车丹、秘方鬼哭饮子等方，与《追痨仙方》相同。此外，《太平圣惠方》《普济方》《医学正传》《古今医统大全》《济阳纲目》《保命歌诀》等书中，亦有不少治痨瘵方剂与此书相同，但内容均不及此书完整。可见何梦瑶的校辑，为此书内容的保存及流传，有重要意义。

何梦瑶

后世影响

一、历代评价

何梦瑶作为岭南医家的优秀代表，除医学外，他对经学、史学、文学、算术、音律等皆有涉猎，并撰著作传世，其一生求学、教书、入仕、行医，足迹遍及大江南北，实为中医界不可多得的一位奇才，故而后世医家学者对其评价都颇高。

何梦瑶天资过人，道光《南海县志》记载其"颖悟绝伦，十岁能文，十三工诗"，其有辛昌五在《医碥·辛序》中言："予友何君西池，年三十八始成进士，其成晚，故得博通诸艺。能医，尤其笃嗜而专精者也。"也说明了何梦瑶博学通医的特点。清代名儒惠士奇为何梦瑶的授业恩师，其赞誉何梦瑶为"南海明珠"，后人更把何梦瑶与罗天尺、苏珥、陈海六、陈世和、劳孝舆、吴世忠、吴秋等人誉为"惠门八子"，或把何梦瑶与罗天尺、苏珥、陈海六列为"惠门四子（俊）"。其为官则品格清廉，刚正不阿，勤政为民，被百姓称为"神君"。在医学上，其著述颇丰，不仅是岭南籍医家中最早全文注释《伤寒论》者，而且初步构建了岭南温病学的框架，对当时岭南医界滥用温补的风气也起到了一定的纠正作用，在岭南地区的医学教育和普及方面都做出了重要贡献。其对脏腑理论的阐发，亦被现代学者称为"清代岭南深入研究五脏相关学说的第一人"。

二、学派传承

何梦瑶注重教育，学生众多。在医学传承方面，与其同时代的郭治（字元峰）就颇受其影响，在《脉如》中多次引用何梦瑶的观点。此外，《旧西宁县志·卷二十三》记载，连城庞塞人庞遇圣曾随其学医两年而医术大进，名闻乡里，后庞又传钟时炯，亦为当地名医；《新会县志·卷十一》载，新会陈国栋（一隅），曾师从何梦瑶学习，亦精通医学；《乐只堂人子须知》记载，其学传于其次子何之蛟，后其曾孙何青臣亦行医，据刘小斌等采访调查，何氏家族，传至今九代，仍有族人行医。

虽然何梦瑶在医学上没有形成自己的学派，但他对刘完素、朱丹溪的推崇，可以说是他对河间学派、滋阴学派学术的传承；而他对张景岳学术观点的针砭，也可以说是他对温补学派的取舍；他在伤寒、温病学上的造诣，也有助于伤寒学派、温病学派的学术在岭南医界的传播，而在学派传承方面，最为突出的是他作为岭南医家的代表，对岭南医学的形成和发展具有重要贡献。

近代兼通中西医学的岭南医家（广东籍）卢觉愚，在其著作《觉庐医话录存》中就对何梦瑶论述人体津液、引火归原、质疑《内经》、论治消渴等观点皆有引用发挥，是何梦瑶学术思想在岭南地区传承的重要体现。在现代岭南医家中，邓铁涛对何梦瑶学术的传承和发展颇为重视。早在1980年，邓铁涛就和徐复霖为上海科学技术出版社点校的《医碥》作序，并探讨何梦瑶的学术特点；1987年，刘小斌对何梦瑶生平及著作进行了详细的考证；1988年邓铁涛指导其学生王伟彪完成了《岭南名医何梦瑶学术思想之研究——对火热证辨证论治的学术探讨》的硕士论文；1989年张志斌等从论治湿证、火证、山岚瘴气和虚损等方面探讨《医碥》的岭南特色。1993年邓铁涛又与刘纪莎校注《医碥》，在人民卫生出版社刊行，再次阐发何梦瑶的学术特点。2000年，沈英森的著作《岭南中医》详述岭南医学之源流，其书中载有张荣华编写的何梦瑶生平和学术研究，对何梦瑶给予积极评价。2010年出版的《岭南中医药名家（一）》《岭南医学史（上）》均载有刘小斌等撰写的何梦瑶学术相关研究论文，2012年出版的《岭南医药启示录》（2009—2011年曾在《现代医院》杂志连载）载有靳士英等研究何梦瑶学术的论著。2012 年"岭南中医药学术研讨会暨何梦瑶《医碥》学习班"在何梦瑶故里南海西樵召开,其学习讲义汇集靳士英、刘小斌、郑洪、荀铁军及李俊雄等诸家之作,专题研讨了何梦瑶对我国中医药学特别是岭南医学做出的贡献及学术影响。此外,暨南大学历史学博士荀铁军在其博士论文的基础上整理修订中文繁体版专著《何夢瑤研究》,于 2013 年在台湾出版,扩大了何梦瑶的综合学术影响力;2014 年 6 月,荀铁军又在此基础上系统修订出版了中文简体版专著《何梦瑶评传》,重点从社会文化史角度对何氏的生平学术进行研究考证,有助于拓展医学界研究者之视野。广州中医药大学研究生王崇存、黄子天、陆海金等分别在其导师李禾、刘小斌、李俊雄的指导下,对何梦瑶的学术思想进行了研究和阐发。

邓铁涛对何梦瑶的"五脏相互关涉"之说颇为重视,认为五行学说在中医学的应用中最重要的意义是五脏相关思想,并提出了"五脏相关学说"。近年来以广东医家、学者为主的研究团队对何梦瑶的学术思想颇有研究,可见何梦瑶在当今岭南医界的重要影响。郑洪认为广东素来具有务实际、重实践的传统,但务实际难免轻理论,重实践自然少著述,岭南医学在理论研究上总体较薄弱,而没有深厚的基础理论底蕴作为支撑,岭南医学就很难有更大的发展。而作为岭南医家代表的何梦瑶,在医学上既务实际、重实践,又有丰富的著作,在中医基础理论方面多有创见,可见,其对岭南医学乃至整个中医学术的传承和发展都具有积极影响。

三、后世发挥

何梦瑶的学术思想对其后的许多医家均有一定影响,其中尤以清代的陆以湉和王士雄为代表,他们对何梦瑶的学术思想多有发挥,此外,周学海等医家对何梦瑶的学术也多有引用和发挥,试述如下。

（一）陆以湉

陆以湉（1802—1865），字定圃，号敬安，浙江桐乡人，清代医家，著有《冷庐医话》一书，流传颇广。陆以湉为道光十六年（1836）进士，亦儒亦医的他对曾被惠士奇称为"南海明珠"的何梦瑶颇有惺惺相惜之情，在《冷庐医话·今书》中言："南海何西池梦瑶《医碥》，余遍求之苏杭书坊不可得，丁巳冬日，从严兼三借录一部。西池少负才名，学士惠公，称为南海明珠，生平笃嗜医学，成进士，为宰官不得志，乃归田行医，所著《医碥》七卷……书中时出创解，颇有裨于医学。"

陆以湉对何梦瑶的学术观点多持肯定态度，如《冷庐医话·卷一·用药》言："世人袭'引火归原'之说以用桂、附，而不知所以用之之误，动辄误人。今观秦皇士所论，可谓用桂附之准……何西池曰：附桂引火归原为下寒上热者言之，若水涸火炎之症，上下皆热，不知引此火归于何处？此说可与秦论相印证。"表达了其对何梦瑶反对滥用温补的学术见解的肯定。《冷庐医话·卷三·肝病》则言："何西池曰：'百病皆生于郁'，与'凡病皆属火'，及'风为百病之长'，三句总只一理。盖郁未有不病火者也，火未有不由郁者也。第郁而不舒，则皆肝木之病矣。此又可为肝病多之一证。"引申何梦瑶论治火热证、郁证之观点佐证肝病的普遍性和多样性。

陆以湉还十分赞赏何梦瑶敢于疑古的精神，如《冷庐医话·卷五·质正》言："《灵枢经》谓人呼吸定息，气行六寸，一日夜行八百一十丈，计一万三千万百息。何西池以为伪说，人一日夜岂止一万三千五百息。余尝静坐数息，以时辰表验之，每刻约二百四十息，一日夜百刻，当有二万四千息，虽人之息长短不同，而相去不甚远，必不止一万三千五百息，然则何氏之说为不虚，而经所云未足据矣。"对何梦瑶的观点加以亲身验证，亦认为"尽信书不如无书"，强调读书要善于取舍，敢于质疑和实证。

又如在《冷庐医话·卷四·汗》对古人"自汗属阳虚，盗汗属阴虚"的观点，陆以湉引何梦瑶之说予以了反驳："何西池《医碥》云：伤寒始无汗，后传阳明即自汗，岂前则表实，后则表虚乎？又云：人寤则气行于阳，寐则气行于阴。若其人表阳虚者，遇寐而气行于里之时，则表更失所护而益疏，即使内火不盛，而阳气团聚于里，与其微火相触发，亦必汗出。是则自汗不第属阳虚，盗汗不第属阴虚矣。"

此外，陆以湉对何梦瑶诊治疾病之水平亦颇赞赏，如其在《冷庐医话·卷四·胎产》中引用何梦瑶诊断妊娠法："辨妊娠，古人以形病脉不病为凭，沈金鳌更以嗜酸别之，何西池又以胎至五月则乳头乳根必黑，乳房亦升发为据"，认为何梦瑶之法为"扼要之诀"。在《冷庐医话·卷四·杂病》中，陆以湉认为古人多以真心痛不治而未立方，而何梦瑶以猪肝煎汤，加入麻黄、肉桂、干姜、附子等温阳散寒救逆之品治疗，或许有效，并对其生祖秋畦公猝发心痛半日而逝的案例扼腕，认为当时若知何梦瑶之法，也许能挽救。当前亦有学者认为温阳法可能是治疗冠心病不稳定型心绞痛的一个突破口，与此可参考借鉴。

（二）王孟英

王士雄（1808—1868），字孟英，号潜斋，半痴山人，晚号梦隐，浙江海宁人，为清代温病四大家之一。其曾祖王学权亦精于医，晚年撰《重庆堂随笔》，未脱稿而终，王孟英继承祖业，不仅修撰完《重庆堂随笔》，还著有《温热经纬》《随息居重订霍乱论》《随息居饮食谱》《归砚录》等大量医著。王学权曾研读过何梦瑶的《医碥》，在《重庆堂随笔·六气》中对何梦瑶承刘、朱之学，擅长论治火热证，把火热证分为气有余便是火的实火、气不足亦郁成火的虚火等8种来论治，反对滥用温补的观点颇为赞同，予以全文引用。

受王学权的影响，又加之当时温病学说兴起，王孟英对何梦瑶的学术思想颇推崇，其治学与何梦瑶相似，善于在前人著作的基础上注解发挥，撰写医著。如其曾对徐灵胎《慎疾刍言》进行注解，并改名为《医砭》，似乎有效仿何梦瑶《医碥》之意。其在《医砭·阴证》篇中也对何梦瑶论治火热证、反对滥用温补的观点表示赞同，在《温热经纬·卷四·薛生白湿热病篇》亦引何梦瑶之说以反对滥用温补："何报之云：子和治病，不论何证，皆以汗吐下三法取效，此有至理存焉……后人不明其理而不敢用，但以温补为稳，杀人如麻，可叹也！"在《归砚录·卷三》中言："必肾阴虚者，肝阳始炽，致生龙雷上炎诸证，治宜壮水制火，设昧此义，而妄援引火归原之说，不啻抱火救薪矣。古书辨别不清，贻误非浅。惟叶天士先生《景岳发挥》（笔者注：一说为姚球所著）、何西池先生《医碥》，发明最畅，学者所当究心也。"把何梦瑶与叶天士齐名，可见其对何梦瑶学术思想之重视。

王孟英善于论治温病，尤其对暑热研究为深，其学术观点的形成受到了何梦瑶的影响。如《温热经纬·卷二·仲景外感热病篇》引用何梦瑶论治暑证："何报之曰：汗大泄不止亡阳，且令肾水竭绝，津液内枯，是谓亡阴。急当滋水之上源。三伏之义，为金受困也。金遇丙丁，失其清肃，而壬水绝于巳，癸水绝于午，西北之寒清绝矣。前人有谓夏月宜补者，乃补天元之真气，非补热火也。令人夏食寒是也。"主张治疗暑证要益气，更需养阴增液，所以其清暑益气汤（西洋参、石斛、麦冬、黄连、竹叶、荷梗、知母、甘草、粳米、西瓜翠衣）名为益气，实则用了大量的养阴增液之品；王士雄对何梦瑶的《医碥》中的《夏月伏阴辨》颇赞赏，在《医砭·中暑》中予以了全篇引用，并予以补充注解，如何梦瑶言："古人于暑证多用热药何耶？曰：此因证转虚寒乃然，不可一概混施也。"王孟英按语："清凉太过而转虚寒者有之，或本非暑证而误用清凉，或因避暑而贪凉饮冷过度，反病寒证，或其人素禀阴脏而患沉寒锢冷之疾，皆宜投以热剂，第不可错认面目，谓为治暑也。"何梦瑶言："阳外泄则汗出而内涸，故清润之品为宜。"王孟英认为其说与张仲景暗合："仲圣谓夺液为无阳，正是此义，治当救液。"对何梦瑶暑证慎用温药的观点，王孟英引徐灵胎之说以佐证："洄溪尝云，如有暑邪，姜断不可用，虽与芩、连并行，亦不可也，况附、桂乎？"

在温病诊断方面，王孟英对何梦瑶的诊法也颇重视，尤其注重其舌诊法。如《温热经纬·卷三·叶香岩外感温热篇》："何报之曰：温热病一发便壮热烦渴，舌正赤而有白苔者，虽滑即当清里，切忌表药。"王孟英予以了诠释，并处方药："绛而泽者，虽为营热之征，实因有痰，故不甚干燥也。间若胸闷者，尤为痰据，不必定有苔也。菖蒲、郁金亦为此设，若竟无痰，必不甚泽。其心虚血少者，舌色多不鲜赤，或淡晦无神，邪陷多危而难治，于此可卜吉凶也。若邪火盛而色赤，宜牛黄丸。痰湿盛而有垢浊之苔者，宜至宝丹。"又言："何报之曰：酒毒内蕴，舌必深紫而赤，或干润。若淡紫而带青滑，则为寒证矣，须辨。"王孟英认为此舌象虽无邪热，但难治，若酒毒冲心，急加黄连清解；又引："何报之曰：凡中宫有痰饮水血者，舌多不燥，不可误认为寒也……暑热证夹血，多有中心黑润者，勿误作阴证治之……红嫩如新生，望之似润而燥渴殆甚者，为妄行汗下，以致津液竭也。"对何梦瑶的舌诊法予以多次引用。

王孟英临证擅长论治痰证，其对何梦瑶"黄稠之痰未必热，稀白之痰未必寒"的辨痰法颇赞赏，在《温热经纬·陈平伯外感温热篇》中予以了大段引用。其对何梦瑶从火论治消渴、反对用滥用温补法的观点亦十分赞赏，在《医砭·补剂》中言："《金匮》云：男子消渴，小便反多，以饮一斗，小便亦一斗，肾气丸主之。后人遂谓消渴有寒证，且引《内经》心移寒于肺为肺消，饮一溲二者死不治以为口实，而极言专主清凉之谬，举世惑之，莫敢掉馨，惟南海何西池曰：此虽亦名消渴，而实非消渴……余谓此辨最为精切，故于《医砭》中录出以为后人矩矱。"认为何梦瑶辨识《内经》《金匮要略》的消渴论"最为精切"，可见其对何梦瑶学术思想之推崇。

此外，王孟英对何梦瑶的《煎药用水歌》颇为赞赏，《随息居饮食谱》予以全篇转载，在《古今医案按选·卷四·唇》中，其评按"高果哉用神水治魏子口干案"时认为何梦瑶在《煎药用水歌》中所言的甑气水更适合，其功效"似胜于此，而取之亦较易也"。

（三）清代民国其他医家

除以上重点阐述的陆以湉、王孟英外，何梦瑶的学术思想还对清代民国许多其他医家具有一定影响。

如在诊法方面，周学海在其脉学著作《脉义简摩》中对何梦瑶论述寸口脉三部分配脏腑、脉有禀赋不同、数脉、妇人常脉等内容均有引用，其《脉简补义》亦对何梦瑶论述散脉、动脉及诊脉部位等有引用；张山雷的《脉学正义》对何梦瑶论述细脉、小脉、虚脉、实脉等观点均有引用；曹炳章著《辨舌指南》引用了何梦瑶辨酒毒舌法、辨舌润燥法等；吴瑞甫《中西温热串解》也对何梦瑶的温病舌诊经验、反对滥用温补的学术观点有所引用；张振鋆在《厘正按摩要术》亦对何梦瑶鉴别黑润舌法予以引用；何廉臣《增订通俗伤寒论》借鉴了何梦瑶《医碥》诊断妇女妊娠法，特别是在该书《附编：历代伤寒书目考》中列入了何梦瑶的《伤寒论近言》。

在论病用药方面，钱敏捷的《医方絜度》引用了何梦瑶《医碥》中的《煎药用水歌》《服药法则》以及何梦瑶运用达原饮的经验等；赵学敏在《本草纲目拾遗》引用了何梦瑶治疗久痢的鸦胆丸，赵晴初在《存存斋医话稿》中转载了何梦瑶的《煎药用水歌》，清末民初戴谷荪在《谷荪医话》中也引用和发挥了何梦瑶论治虚劳、消渴的观点以及《煎药用水歌》等。

（四）现代医家学者

在现代医家学者的研究中，对何梦瑶的学术传承和发挥最为着力者，当为以邓铁涛为代表的岭南医家学者。除此之外，也有许多非岭南医家对何梦瑶学术思想进行了不同角度的发挥。如浙江省中医药研究院李安民把何梦瑶的医学成就归纳为：论水火命门，纠《医贯》之失；论火宗河间、丹溪，陈误用桂附之害；论痰饮法嘉言，鉴别寒热虚实；论厥逆异同，明仲景与《内经》之别；论脉诊，解前人之惑等五点。河南中医药大学杨英豪等认为《医碥》重视基础理论，主张病多火热，善于论治瘟疫，敢于针砭时医，补偏救弊等。

如在脉学研究方面，马小兰总结了《医碥》的脉学成就，王蕴华认为何梦瑶结合禀赋、季节阐述浮沉脉的观点符合临床实际，赞成其对动脉"数而跳突名动"的观点；姜春华肯定了何梦瑶对浮脉的相关论述，在探讨沉、大、小和散脉等时对其观点亦有引用；孙荣金亦赞同何氏论述浮、沉脉的主令、体质和主病等观点；时振声赞同何氏对迟脉和数脉的论述。对何梦瑶主张的"脉症从舍论"，《中医诊断学》五版教材进行了引用和肯定，其他医家亦多有探讨与阐发。

在伤寒温病研究方面，以岭南医家为主。如靳士英等认为何梦瑶具有质疑精神，结合经络脏腑阐发六经实质，总结伤寒治法；初步搭起了岭南温病学的框架。余洁英等认为岭南地区直至何梦瑶开始，才出现伤寒研究专著，之后渐成规模；广州中医药大学王崇存整理点校残本《伤寒论近言》，总结何梦瑶的伤寒学术思想；黄子天等认为何梦瑶是岭南首位广泛吸收中原温病理论并系统归纳整理的医家，在伤寒、温病研究上均有建树，代表清初岭南地区的伤寒、温病研究水平。张丽君等总结了何梦瑶治疗瘟疫的特点；李际强等认为《医碥》是在《温疫论》的基础上，对瘟疫的诊治特点进行发挥。

在杂病论治方面，吕平波认为何梦瑶所主张的气血有先后天之分及调治气血以先天为重、后天为要的学术观点具有创新性，完善了气血生成理论。赵文业认为何梦瑶对气病的描述颇详尽，治疗上能详细剖析调气方药的功用，用之临床有效。王伟彪、王明杰、高想等探讨了何梦瑶论治火热病证的特点，王淑玲、李宝峰、刘志英等对何梦瑶论治痰湿病证的特点予以阐发，邱立新认为何梦瑶论治中风病，对中风病因病机、诊治及预后调理等均颇有特点，王莹认为《医碥》论治肺系咳嗽病证以外感、内伤为总纲，以肺为主，以"火刑肺金，燥痒不能忍因咳"为病机；陈秀亮等在何梦瑶辨经用药治疗臂痛的启发下，自创了辨经取穴法治疗肩痹获良效，高凌云、朱有银在何梦瑶"气血水三者病常相同"的基础上，论述治疗鼓胀、肝硬化腹水的经验。尚秀兰认为《医碥》对"痫证"的描述与现代医学描述的癫痫大发作相同；李克绍借鉴何氏治疗遗精的特点，进一步提出"固涩不愈，宜通精窍；泻心不愈，宜泻相火；升阳不愈，宜敛浮阳"的治法；马庆辉等引用何梦瑶论治赤白浊的特点阐发慢性前列腺炎的病因病机和治则治法；沈祖法等受何梦瑶的启发，用健脾益气法治疗肺炎邪少虚多证或肺炎后期患者获良效。许植方等认为《医碥》最早记载用鸦胆子治痢，邹良材亦有相同观点，并运用鸦胆子治疗血吸虫早期病人取效。可见，现代医家学者中，有许多人继承和发挥了何梦瑶的理论与经验，并在临床上进行应用，取得了满意的效果。

四、海外流传

何梦瑶的著作，尤其是《医碥》刊行后很快就流传到海外，引起了海外尤其是日本医家的重视，而其中又以丹波世家的丹波元简、丹波元坚和丹波元胤为代表，他们对《医碥》的学术观点进行了大量的应用和发挥。

丹波元简（1755—1810），号桂山，是日本著名医学家，著有《素问识》《难经疏证》《伤寒论辑义》《金匮玉函要略辑义》《脉学辑要》《医謄》《救急选方》等著作，其子丹波元胤和丹波元坚亦得其心传，以医术名于世。

何梦瑶的学术思想对丹波元简产生一定影响，特别是在脉学方面。如丹波元简在《素问识》里解释《素问·玉机真脏论》秋脉"来急去散，故曰浮……中央坚两旁虚，此谓太过"时，引何梦瑶之说，认为两旁虚之"虚"犹如散，指脉象只有两旁散而中央不散，与正常的"来急去散"之散不同；《素问识》注解《素问·脉要精微论》"左外以候肝内以候膈"的诊脉部位归属说，亦引用了何梦瑶的观点："《医碥》云：按心肺肝肾，脏也，反候于外。胸中膈膜，包裹此脏者也，反候于内，恐传写之误，当以胃外脾内例之，易其位是也。"认为旧经文虽未必如此，但何梦瑶之说有一定道理。在《灵枢识·卷二·经脉第十》则对何梦瑶论述人迎寸口脉的论点表示赞同："《医碥》云：人迎脉，恒大于两手寸脉数倍，从无寸口反大于人迎者，今验之此言，殆信矣！"

丹波元简的脉学专著《脉学辑要》更是对何梦瑶的脉学观点予以了大量引用，如《脉学辑要·卷上·总说》引用了《医碥·卷五·脉配四时五脏》的观点："何梦瑶曰：四时之升降动静、发敛伸缩，相为对待者也。极于二至，平于二分，故脉子月极沉，午月极浮，至卯酉而平。观经文谓秋脉中衡，又谓夏脉在肤，秋脉下肤，冬脉在骨，则秋之不当以浮可言可知也，特以肺位至高，其脉浮，秋金配肺，故示言浮耳。夫秋初之脉，仍带夏象，言浮犹可。若于酉戌之月，仍求浮脉，不亦惑乎？夫于春言长滑，则于秋言短涩可知，于冬言沉实，则于夏言浮虚可知，书不尽言，言不尽意，是在读者之领会耳。"很好地结合自然气候诠释了四时脉象的变化特点，《脉学辑要》还大量引用了何梦瑶对浮、沉、洪、革、微、实、涩、细、虚、散、动、长、短以及妊娠脉等脉象的论述，对其多数赞同，如论述动脉时，言："《脉诀》论动脉，含糊谬妄……至何梦瑶、黄韫兮，初就一字为之辨释，极为明备，可谓千古卓见矣！"但也有与何梦瑶观点不同的，如《脉学辑要·卷中·洪》认为洪脉的特点是脉形盛大而非仅浮大："董西园曰：洪，火象也，其形盛而且大，象夏之旺气，火脉也，若以浮大有力为洪脉，则沉而盛大者，将非洪脉乎？……又案脉经一说，并孙思邈及近代何梦瑶辈，皆以浮大为洪脉，故董氏辨之，是也。"另外，丹波元简在《金匮玉函要略辑义》中对何梦瑶论治水气病、黄疸病的观点也有所引用，《医賸》对何梦瑶的数息法亦予以引用，《救急选方》选用了何梦瑶急救食厥、冻伤的经验。

丹波元简之子丹波元胤在其代表著作《中国医籍考》中收录了何梦瑶的《医碥》，并载何氏自序及赵序，对何梦瑶"质疑《内经》非岐黄书"和"运气学术取其大旨"的学术观点也予以了引用。

丹波元胤之弟丹波元坚受何梦瑶的影响则更为明显。在其代表著作《杂病广要》中大量引用何梦瑶的观点，涉及疟疾、破伤风、水饮、痰涎、胀满、积聚、黄疸、黄胖、恶寒发热、诸气病、诸血病、嗜眠、关格、伤食、呕吐、哕、膈噎、蛔虫、泄泻、咳嗽、喘、滞下（痢疾）、交肠、小便不通、淋病、痹、痿、阴痿、头痛、眩晕、胸痹心痛、腹痛、腰痛等30余种病证，其中尤其注重引用何梦瑶论述疾病病因病机和诊法的观点。如《杂病广要·外因类·疟》汲取何梦瑶的经验，对伤寒少阳证和疟疾进行了鉴别诊断；《杂病广要·外因类·破伤风》引用了《医碥》辨疮口法："《医碥》曰：先须辨疮口，平而无水者，止于郁热而已；若肿而出水，则热郁而蒸成湿矣。"《杂病广要·内因类·胀满》则引用了何梦瑶辨别气、血、水致胀法："气水血三者，病常相因，有先病气滞而后血结者，有病血结而后气滞者，有先病水肿而血随败者，有先病血结而水随蓄者，须求其本而治之"，并引用了何梦瑶鉴别水胀与气胀的脉诊法："内水脉沉，外水脉浮，气胀浮沉无定，总以有神为佳，最忌弦细微弱。"《杂病广要·脏腑类·关格》则引用了何梦瑶判断关格阳脱阴竭危证之法："关格若头汗者（阳脱）死，脉细涩者（知阴亦竭）亦死。"《杂病广要·脏腑类·哕》则引用了何梦瑶判断鉴别"无病而呃""有病而呃"及呃逆危证的方法；而《杂病广要·内因类·积聚》篇更是借鉴了何梦瑶鉴别形积痛者、形积不痛者、气聚以及血积、食积、酒积、痰积等积聚之证的鉴别诊断及治法。

丹波元坚对何梦瑶的方药运用经验亦有汲取。如《杂病广要·脏腑类·伤食》篇便汲取何梦瑶治疗中食昏厥"夹痰者瓜蒂散主之"的经验；《杂病广要·脏腑类·呕吐》引用何梦瑶治疗外感、胃火、痰湿、食郁、便结、气虚、寒凝等各型呕吐的方法；《杂病广要·脏腑类·泄泻》引用何梦瑶治久泄法："泄泻久不止，不可离甘草、芍药，为脾病也。不可离白术，为湿也。忌枳壳，为能宽肠也。忌当归，为能滑肠也（用补中益气者，白芍代之）。"《杂病广要·身体类·眩运》曰："因气郁者，则志气不舒，逍遥散加薄荷、菊花。"《杂病广要·身体类·胸痹心痛》曰："胸痛，木香、郁金二味，气郁痛者倍木香，血郁痛者倍郁金，为末，每服二钱，老酒下，虚者加人参。痰饮痛，轻者小陷胸汤，重者大陷胸丸治之。若痰唾稠黏，则用控涎丹"等皆取法于何梦瑶。

此外，丹波元坚对何梦瑶的外治法亦颇重视，如《杂病广要·脏腑类·小便不通》引用了何梦瑶治疗孕妇转胞和关格证的外治法："孕妇胎满……转胞，须举其胎，令稳婆香油抹手，入产户托起其胎，溺出如注，次以人参、白术、陈皮、升麻，加入四物内煎服，顷时以指探吐，如此三四次则胎举矣。一法，令孕妇卧榻上，连榻倒竖起，尿自出，胜手托……小便不通，呕逆，饮食不得入，名关格。葱白一斤碎切，入麝香五分拌匀，分二包，先用一包置脐上，以炭火熨斗熨之，半炷香久，换一包，以熨斗盛冷水熨之，互相换熨，以通为度。或身无汗，以葱汤入木桶内，令病者坐杌上，没脐为度，匝腰系裙以覆之，少时汗出尿亦出，即于桶中溺之，勿出桶，恐气收而尿亦回也。"《杂病广要·身体类·腹痛》曰："房事后受寒腹痛，灸神阙、气海等穴，或炒姜、葱熨之。"则引用了何梦瑶的灸法和药熨法经验。

丹波元坚还在其著作《伤寒广要》《金匮玉函要略述义》等著作中对何梦瑶的学术观点也有所引用，其对何梦瑶论治痰饮类疾病及火热类疾病的学术思想尤为重视，可谓善学何梦瑶者。

综上所述，何梦瑶生于岭南西樵，足迹却跨越了中国南北之粤辽，其求学于名儒惠士奇门下，深受赏识，一生为儒、为医、为官、为师，在治学上广涉精取，除医学外，在经学、史学、文学、算学、音律等各方面皆有成就。其在医学上善于继承发扬，能融百家之长。既注重岭南地域特点，又广泛吸纳中原医家的学术思想；既反对滥用温补，又不偏执寒凉；既重视《黄帝内经》《伤寒论》等经典，又引用《医宗金鉴》《嵩厓尊生》等"新书"；敢于疑古，注重实证，发皇古义，融会新知。何梦瑶是目前已知的岭南籍医家中最早全文注解《伤寒论》者，亦初步构建了岭南温病学框架，对中医脏腑相关理论有所阐发，临证善于论治岭南地区的常见病多发病。在医学教育方面何梦瑶也有重要成就，他亲自编写医学讲义，教授岭南当地医生，为医学知识的传播和普及做出了积极贡献。何梦瑶的学术思想不仅对其后的陆以湉、王孟英等医家产生影响，还远播海外，引起日本丹波家族等医家的重视。可以说何梦瑶是中医学史上具有鲜明特色的一位医家，其高尚的品格、突出的成就、宏丰的著作皆值得今天的中医学人学习。明代学者方豪曾在《西樵书院记》中感慨："西樵者，天下之西樵，非岭南之西樵也。"依此可言："西池（梦瑶）者，天下之西池（梦瑶），非岭南之西池（梦瑶）也！"

何梦瑶

参考文献

［1］清·何梦瑶.菊芳园诗钞.龙门廖氏乾隆十七年（1752）刻本.

［2］清·胡方著,何梦瑶笺.梅花四体诗笺.乾隆二十七年手抄本.

［3］清·何梦瑶辑,两广图书局主人编.医方全书.两广图书局刊本,1918.

［4］清·何梦瑶.医碥.上海：上海科学技术出版社,1982.

［5］清·何梦瑶.丛书集成初编·算迪.北京：中华书局,1985.

［6］清·何梦瑶.丛书集成初编·赓和录.北京：中华书局,1985.

［7］清·何梦瑶撰；邓铁涛,刘纪莎点校.医碥.北京：人民卫生出版社,1994.

［8］清·何梦瑶.广东历代方志集成.广州：岭南美术出版社,2007

［9］清·何梦瑶撰,吴昌国校注.医碥.北京：中国中医药出版社,2009.

［10］清·何梦瑶.乐只堂人子须知.广州：广东科技出版社,2011.

［11］清·何梦瑶.庄子故.北京：国家图书馆出版社,2011.

［12］清·何梦瑶.医碥.广州：广东科技出版社,2012.

［13］清·何梦瑶.伤寒论近言.广州：广东科技出版社,2012.

［14］清·何梦瑶.三科辑要.广州：广东科技出版社,2012.

［15］清·何梦瑶.皇极经世易知.桂林：广西师范大学出版社,2014.

［16］明·方广撰.丹溪心法附余.民国甲子年上海海左书局本,1924.

［17］清·谢完卿.会经阐义.潮州：潮安太平马路梁斫轮承印铅印本,1929.

［18］民国·汪宗准.佛山忠义乡志.民国十五年刻本.

［19］〔日〕丹波元胤.中国医籍考.北京：人民卫生出版社,1956.

［20］〔日〕丹波元简.灵枢识.上海：上海科学技术出版社,1957.

［21］宋·赵佶.圣济总录.北京：人民卫生出版社,1962.

［22］晋·葛洪原著,陶弘景增补,尚志钧辑校.补辑肘后方.合肥：安徽科学技术出版社,1983.

［23］〔日〕丹波元简.聿修堂医书选·脉学辑要.北京：人民卫生出版社，1983.

［24］〔日〕丹波元简.聿修堂医书选·素问识.北京：人民卫生出版社，1984.

［25］邓铁涛，郭振球.中医诊断学.上海：上海科学技术出版社，1984.

［26］吴粤昌.岭南医徵略.广州：广州市卫生局，中华全国中医学会广州分会编印，1984.

［27］明·韩懋著，张浩良校注.韩氏医通.南京：江苏科学技术出版社，1985.

［28］清·屈大均.广东新语.北京：中华书局，1985.

［29］元·王好古编著，项平校注.此事难知.南京：江苏科学技术出版社，1985.

［30］清·罗元焕撰，陈仲鸿注.丛书集成初编·粤台徵雅录.北京：中华书局，1985.

［31］清·王学权著，施仁潮，蔡定芳点注.重庆堂随笔.南京：江苏科学技术出版社，1986.

［32］清·赵晴初著.存存斋医话稿.上海：上海科学技术出版社，1986.

［33］民国·佚名，王锺翰点校.清史列传·第十八册.北京：中华书局，1987.

［34］清·章楠.医门棒喝.北京：中医古籍出版社，1987.

［35］清·张振鋆著，曲祖贻点校.厘正按摩要术.北京：人民卫生出版社，1990.

［36］明·徐春甫编，崔仲平，王耀廷主校.古今医统大全.北京：人民卫生出版社，1991.

［37］唐·王焘撰，高文铸校注.外台秘要方.北京：华夏出版社，1993.

［38］蒋祖缘，方志钦.简明广东史.广州：广东人民出版社，1993.

［39］民国·谢观.中国医学大词典.北京：中国中医药出版社.1994.

［40］彭怀仁主编.中医方剂大辞典.北京：人民卫生出版社，1994.

［41］清·吴谦等编，闫志安等校注.医宗金鉴.北京：中国中医药出版社，1994.

［42］清·梁廷枏.粤秀书院志·卷十四·赵所生，薛正兴.中国历代书院志（第3册）.南京：江苏教育出版社，1995.

［43］李经纬，余瀛鳌，欧永欣等主编.中医大辞典.北京：人民卫生出版社.1995.

［44］元·危亦林撰，王育学等校注.世医得效方.北京：中国中医药出版社，1996.

［45］明·方豪撰.四库全书存目丛书·集部（第64册）.济南：齐鲁书社，1997.

［46］清·汪昂撰，余力，陈赞育校注.本草备要.北京：中国中医药出版社，1998.

［47］《古代汉语词典》编写组.古代汉语词典.北京：商务印书馆，1998.

［48］明·吴昆编著，洪青山校注.医方考.北京：中国中医药出版社，1998.

［49］清·赵学敏著，闫冰等校注.本草纲目拾遗.北京：中国中医药出版社，1998.

［50］明·龚廷贤著，王均宁等点校.寿世保元.天津：天津科学技术出版社，1999.

［51］民国·戴谷荪.谷荪医话.太原：山西科学技术出版社，1999.

［52］民国·卢觉愚.觉庐医话录存.太原：山西科学技术出版社，1999.

［53］明·薛己著，盛维忠主编.薛立斋医学全书.北京：中国中医药出版社，1999.

［54］清・喻嘉言著，陈熠主编．喻嘉言医学全书．北京：中国中医药出版社，1999.

［55］清・徐灵胎著，刘洋主编．徐灵胎医学全书．北京：中国中医药出版社，1999.

［56］清・何克谏．生草药性备要．北京：中国医药科技出版社，1999.

［57］清・刘渊撰，赖畴校．医学纂要．北京：中国中医药出版社，1999.

［58］清・王清任著，李占永，岳雪莲校注．医林改错．北京：中国中医药出版社，1999.

［59］清・陆以湉撰，吕志连点校．冷庐医话．北京：中医古籍出版社，1999.

［60］清・王孟英纂，盛增秀主编．王孟英医学全书．北京：中国中医药出版社，1999.

［61］清・周学海．周学海医学全书．北京：中国中医药出版社，1999.

［62］金・张从正．儒门事亲．天津：天津科学技术出版社，1999.

［63］清・罗天尺．瘿晕山房诗删十三卷续编一卷．北京：北京出版社，2000.

［64］沈英森．岭南中医．广州：广东人民出版社，2000.

［65］元・朱震亨撰，浙江省中医药研究院文献研究室编校．丹溪医集．北京：人民卫生出版社，2001.

［66］〔日〕丹波元坚纂，李洪涛主校．杂病广要．北京：中医古籍出版社，2002.

［67］宋・洪遵著，宋咏梅，张云杰点校．洪氏集验方．上海：上海科学技术出版社，2003.

［68］明・缪希雍原著，田代华，田鹏点校．先醒斋医学广笔记．天津：天津科学技术出版社，2003.

［69］民国・吴瑞甫．中西温热串解．福州：福建科学技术出版社，2003.

［70］清·钱敏捷.中医古籍珍稀抄本精选（肆）·医方絜度.上海：上海科学技术出版社，2004.

［71］清·何廉臣增订，连智华点校.增订通俗伤寒论.福州：福建科学技术出版社，2004.

［72］民国·张山雷.脉学正义.福州：福建科学技术出版社，2005.

［73］田代华整理.黄帝内经素问.北京：人民卫生出版社，2005.

［74］田代华，刘更生整理.灵枢经.北京：人民卫生出版社，2005.

［75］汉·张仲景述，钱超尘，郝万山点校.伤寒论.北京：人民卫生出版社，2005.

［76］汉·张仲景著，何任，何若苹整理.金匮要略.北京：人民卫生出版社，2005.

［77］明·赵献可著，郭君双整理.医贯.北京：人民卫生出版社，2005.

［78］金·刘完素著，宋乃光编.刘完素医学全书.北京：中国中医药出版社，2006.

［79］南宋·杨士瀛著，林慧光编.杨士瀛医学全书.北京：中国中医药出版社，2006.

［80］薛清录.中国中医古籍总目.上海：上海辞书出版社，2007.

［81］宋·太平惠民和剂局编.太平惠民和剂局方.北京：人民卫生出版社，2007.

［82］明·张介宾著，李继明，王大淳等整理.景岳全书.北京：人民卫生出版社，2007.

［83］清·汪昂撰，鲍玉琴，杨德利校注.医方集解.北京：中国中医药出版社，2007.

［84］隋·巢元方著，南京中医学院校释.诸病源候论校释.北京：人民卫生出版社，2009.

［85］唐·孙思邈撰，张印生，韩学杰主编.孙思邈医学全书.北京：中国中医药出版社，2009.

［86］清·郭元峰.伤寒论.广州：广东科技出版社，2009.

［87］清·郑梦玉等修，梁绍献等纂.道光南海县志.广州：岭南美术出版社：2009.

［88］郑洪.岭南医学与文化.广州：广东科技出版社，2009.

［89］清·瑞麟，戴肇辰主修，史澄，李光延总纂.光绪广州府志.广州：岭南美术出版社：2009.

［90］清·何廉臣重订，俞鼎芬，王致谱校点.重订广温热论.福州：福建科学技术出版社，2010.

［91］邓铁涛，郑洪，刘小斌等.中医五脏相关学说研究——从五行到五脏相关.广州：广东科技出版社，2010.

［92］政协广东省委员会办公厅，政协广东省委员会文化和文史资料委员会，广东省中医药学会.岭南中医药名家（一）.广州：广东科技出版社，2010.

［93］刘小斌，郑洪，靳士英.岭南医学史（上）.广州：广东科技出版社，2010.

［94］李权时，李明华，韩强.岭南文化.广州：广东人民出版社，2010.

［95］清·郭元峰著，郑蓉校注.脉如.北京：中医古籍出版社，2010.

［96］高日阳，刘小斌.岭南医籍考.广州：广东人民出版社，2011.

［97］印会河，童瑶.中医基础理论（第二版）.北京：人民卫生出版社，2011.

［98］柴中元.庄子养生解密.北京：中国中医药出版社，2011.

［99］明·吴有性.温疫论.北京：中国中医药出版社，2011.

［100］清·景日昣著，赵宝峰点校.嵩厓尊生.北京：中国中医药出版社，2011.

[101]靳士英，靳朴.岭南医学启示录.广州：广东科技出版社，2012.

[102]陈泽泓.广府文化（第二版）广州：广东人民出版社，2012.

[103]元·释继洪纂修，李璆，张致远原辑，张效霞校注.岭南卫生方.北京：中医古籍出版社，2012.

[104]高敬.岭南文化.北京：时事出版社，2013.

[105]荀铁军.何梦瑶评传.桂林：广西师范大学出版社，2014.

[106]明·王肯堂.证治准绳.北京：人民卫生出版社，2014.

[107]许植方，潘德济.中药鸦胆子化学成分的研究（一）鸦胆子油.药学学报，1955，（03）：211-221.

[108]邹良材.鸦胆子使用于住血吸虫病的点滴经验.江苏中医，1956，（S1）：23-25.

[109]姜春华.对脉学上若干意见的探讨（六）.上海中医药杂志，1964，（10）：36-41.

[110]高凌云.鼓胀病的分型论治.江西医药，1966，（02）：62-64.

[111]李克绍.遗精治法漫谈.山东中医学院学报，1977，（3）：55-54.

[112]王蕴华.在脉诊方面的一些体会.山东医药，1979，（07）：51-55.

[113]时振声.对《伤寒论》《金匮要略》中有关脉诊的探讨（二）.云南中医学院学报，1980，（01）：37-41.

[114]徐复霖.从《医碥》看何梦瑶的学术经验.新中医，1980，（02）：13-16.

[115]曾时新.岭南名医何梦瑶.新中医，1981，（01）：26-28.

[116]王明杰，黄淑芬.火热病证运用辛温开通的探讨.泸州医学院学报，1983，（03）：34-36，30.

[117]王明杰，黄淑芬.试探火热病证中辛温开通法的运用.新中医，1984，（10）：11-14.

[118]王大淳.《景岳全书》刊行年代考实.中医杂志，1984，11：54.

[119]黄永昌.本草同名异籍举要.中医函授通讯,1986,(01):531.

[120]柴中元.湿热黄疸面面观.新疆中医药,1986,02:10-12.

[121]孙荣金.浮沉脉文献综述.云南中医杂志,1986,(05):12-17.

[122]胡焕章.岭南脾胃湿热病机与证治.新中医,1986,7(7):17-19.

[123]刘小斌.何梦瑶生平及著作考.新中医,1987,(01):52-53.

[124]刘小斌,郭世松.《景岳全书》对岭南医学之影响.新中医,1988,
(2):52-53.

[125]沈祖法,顾来娣.健脾益气法在肺炎辨证论治中的运用.北京中医,
1989,(03):21-22.

[126]张志斌.何梦瑶《医碥》的岭南特色.广西中医药,1989,(05):35-
36.

[127]刘志英,许永周.何梦瑶的湿病论.新中医,1989,(11):56-57.

[128]长青.何梦瑶.山西中医,1990,(02):38.

[129]高想,汤承祖.略论阴虚火炎.中医临床与保健,1991,(03):64.

[130]陈秀亮,陈玉剑.辨经取穴法治疗肩痹144例.福建中医药,1992,
(03):21

[131]李宝峰.《医碥》论痰思想初探.江苏中医,1993,(08):35-36.

[132]赵文业.论气在祖国医学中的地位.国医论坛,1996,(01):24-26.

[133]尚秀兰.癫痫的中医辨证治疗.中国乡村医生杂志,1996(3):11-
12.

[134]朱有银.攻补兼施治疗肝硬化腹水.长春中医学院学报,1997,(01):
24.

[135]王淑玲,洪素兰.何梦瑶辨痰治痰要旨.中国医药学报,1998,(05):
14-15.

[136]孔炳耀.岭南湿邪致病特点及其论治.新中医.1998,19(5):3-5.

［137］王伟彪，郑洪．岭南人体质特点与何梦瑶火热论．广东医学，1998，
（01）：68-69.

［138］李安民．清代名医何梦瑶的医学成就．中医杂志，1998，（11）：649-650.

［139］陈蓉蓉．《景岳全书》初刊年份刍言．中华医史杂志，1999，02：
113-114.

［140］杨英豪，魏群，李华．羽翼《准绳》针砭时医——简评何梦瑶之《医
碥》．河南中医，1999，（05）：20-21，74.

［141］廖育群．关于中国古代的脚气病及其历史的研究．自然科学史研究，
2000，03：206-221.

［142］吕平波．何梦瑶对气血生成来源的学术见解．中医研究，2001，（04）：
4-5.

［143］马小兰．浅论何梦瑶《医碥》之脉学成就．中华医史杂志，2001，
（04）：33-35.

［144］邓铁涛．论中医诊治非典．中国社区医师，2003，11：9-12.

［145］彭胜权．中医对非典的认识及论治．中国社区医师，2003，11：14-16.

［146］顾植山．"三年化疫"说非典．中国中医基础医学杂志，2003，12：1-3.

［147］刘静娟．岭南不忌辛温．中医药临床杂志，2005，03：214-215.

［148］黄汉超．温阳法治疗冠心病不稳定型心绞痛述评．中医研究，2006，
01：53-55.

［149］郑洪．发扬传统优势 夯实学术基础——对建设中医药强省的思考．现
代医院，2006，6（6）：1-3.

［150］徐志伟，刘小斌．中医五脏相关理论继承与创新研究的思路与方
法．新中医，2006，38（6）：1-3.

［151］靳士英，靳朴．岭南医药启示录（七）．现代医院，2007，7（7）：
69-72.

［152］邱立新.何梦瑶论治中风病的特色.中华中医药学刊，2007，（12）：2625-2627.

［153］陈润东，杨志敏，林嬿钊，等.中医体质分型6525例调查分析.南京中医药大学学报，2009，02：104-106.

［154］李际强，罗翌.何梦瑶治疗瘟疫病学术思想探讨.中医文献杂志，2009，（02）：22-23.

［155］包琳，马健.达原饮防治传染性疾病展望.中国中医急症，2010，02：263+287.

［156］张丽君，李君.何梦瑶瘟疫治疗的特色.中国医药导报，2010，（33）：53-54.

［157］陶家韵.马其昶《庄子故》的学术成就及影响.安庆师范学院学报（社会科学版），2010，（07）：6-12.

［158］荀铁军.《医碥》与《证治准绳》的渊源.安徽中医学院学报，2011，（03）：9-11.

［159］杨丽容，荀铁军.论惠士奇在广东的交往.古籍整理研究学刊，2012，（05）：49-56+34.

［160］姚星，何浩，刘艳霞.3000例广州市成年居民中医体质调查.新中医，2012，03：88-89.

［161］余洁英，刘小斌，刘成丽，等.1949年前岭南伤寒发展脉络探讨.中医文献杂志，2012，（04）：27-29.

［162］黄子天，刘小斌.何梦瑶《伤寒论近言》对《伤寒论》的传承与研究.广州中医药大学学报，2013，30（6）：925-927.

［163］张佳南.清代的封赠制度.黑龙江史志，2013，13：33-34.

［164］王国为，夏洁楠，侯江淇，等.何梦瑶《三科辑要》学术渊源及其特点研究.中国中医基础医学杂志，2014，20（9）：1190-1191，1221.

［165］黄子天，刘小斌．何梦瑶温病学术思想研究．中国中医基础医学杂志，2014，11：1462-1463.

［166］杨威，于峥．五运六气脉法之研究．中国中医基础医学杂志，2015，01：7-9.

汉晋唐医家（6名）

张仲景　王叔和　皇甫谧　杨上善　孙思邈　王　冰

宋金元医家（18名）

钱　乙　成无己　许叔微　刘　昉　刘完素　张元素
陈无择　张子和　李东垣　陈自明　严用和　王好古
杨士瀛　罗天益　王　珪　危亦林　朱丹溪　滑　寿

明代医家（25名）

楼　英　戴思恭　王　履　刘　纯　虞　抟　王　纶
汪　机　马　莳　薛　己　万密斋　周慎斋　李时珍
徐春甫　李　梴　龚廷贤　杨继洲　孙一奎　缪希雍
王肯堂　武之望　吴　崑　陈实功　张景岳　吴有性
李中梓

清代医家（46名）

喻　昌　傅　山　汪　昂　张志聪　张　璐　陈士铎
冯兆张　薛　雪　程国彭　李用粹　叶天士　王维德
王清任　柯　琴　尤在泾　徐灵胎　何梦瑶　吴　澄
黄庭镜　黄元御　顾世澄　高士宗　沈金鳌　赵学敏
黄宫绣　郑梅涧　俞根初　陈修园　高秉钧　吴鞠通
林珮琴　章虚谷　邹　澍　王旭高　费伯雄　吴师机
王孟英　石寿棠　陆懋修　马培之　郑钦安　雷　丰
柳宝诒　张聿青　唐容川　周学海

民国医家（7名）

张锡纯　何廉臣　陈伯坛　丁甘仁　曹颖甫　张山雷
恽铁樵